SONJA ROSE

Angst vor Krankheiten

AUF IN DIE FREIHEIT

WirmachenDruck.de
Sie sparen, wir drucken!

Alle Ratschläge in diesem Buch wurden vom Autor und vom Verlag sorgfältig erwogen und geprüft. Eine Garantie kann dennoch nicht übernommen werden. Eine Haftung des Autors beziehungsweise des Verlags für jegliche Personen-, Sach- und Vermögensschäden ist daher ausgeschlossen.

Für Fragen und Anregungen:
info@edition-jt.de
Auflage 2024

Inhalt

Die Krankheit der Angst vor der Krankheit

Gestern haben Sie zum ersten Mal einen leichten Druck im Oberbauch verspürt und heute erneut. Sie fassen sich an den Bauch, fragen sich, ob Sie etwas Falsches gegessen haben, ob Sie sich womöglich gestoßen haben, finden aber keine Ursache. Schon werden Sie unruhig: Das ist doch merkwürdig, da haben Sie noch nie Druck verspürt, das muss ja irgendeinen Grund haben, wo könnte das nur herkommen? Ihre Gedanken kreisen zunehmend um dieses Gefühl, das nüchtern betrachtet nicht besonders intensiv und schon gar nicht wirklich schmerzhaft ist. Trotzdem können Sie es weder vergessen noch ausblenden, irgendwann spüren Sie es nahezu dauerhaft und Sie sind sich immer sicherer: Da muss etwas dahinterstecken, womöglich etwas Ernsthaftes, schließlich kam es ohne Auslöser und plagt Sie nun ununterbrochen.

In der heutigen Zeit sind Sie dann früher oder später vermutlich versucht, etwas zu tun, von dem Sie eigentlich wissen, dass es keine gute Idee ist: Sie öffnen erst einmal Google. Google hat natürlich eine Reihe an Vorschlägen parat, von denen die meisten harmlos sind und ziemlich oft vorkommen, aber wie bei fast allen Symptomen: Theoretisch könnte das natürlich auch eines von vielen Symptomen sein, die bei Krebs oder einer ähnlich schweren Erkrankung auftreten.

Ihr Herz schlägt schneller und Sie spüren einen beinahe körperlichen Schreck: Sie haben es doch gewusst! Krebs! Sie versuchen zwar, sich zu sagen, dass etwa Magenkrebs sehr selten ist und die Wahrscheinlichkeit, dass Sie von heute auf morgen Krebssymptome verspüren, extrem gering ist, aber das hilft kaum. Die Angst, womöglich einen Tumor im Bauch zu haben, können Sie nicht mehr verdrängen, und fortan kreisen Ihre Gedanken um nichts anderes mehr. Das kommt Ihnen bekannt vor? Dann sind Sie gar nicht so alleine, wie Sie vielleicht vermuten: Was Sie erleben, hat einen wissenschaftlichen Namen und ist als somatoforme Störung „Hypochondrie" bekannt – und Schätzungen gehen davon aus, dass etwa 0,5 bis 1,0 % der Deutschen vermutlich die Diagnosekriterien erfüllen würden. Also ein auswegloses Schicksal? Eben nicht. Denn gegen die überwältigende Angst vor Krankheiten kann heutzutage zum Glück eine Menge getan werden und auch Sie selbst können in vieler Hinsicht ganz einfach aktiv werden. Ob Sie selbst betroffen sind, entsprechende Tendenzen bei sich verspüren oder jemand in Ihrem Umfeld mit hypochondrischen Zügen zu kämpfen hat, zunächst einmal gilt: Wissen ist Macht. Also lassen Sie sich von diesem Buch zu einem Experten für die Störung machen und finden Sie heraus, welche vielfältigen Mittel Ihnen zur Verfügung stehen, um wieder zu einem unbeschwerten, frohen Alltag zurückzugelangen.

Was Sie in diesem Buch erwartet

Wenn Sie diese Lektüre in den Händen halten, haben Sie schon einmal einen großen Schritt getan: Sie erkennen an, dass es zwischen der Krankheits-Realität und Ihren eigenen Empfindungen und Befürchtungen einen Unterschied geben kann – und dass dieser Unterschied entscheidend ist und es für Sie wertvoll sein kann, sich damit auseinanderzusetzen. Und was bietet diese Lektüre Ihnen dann? Zunächst einmal erhalten Sie hier einen sachlichen, wissenschaftlich fundierten und dabei laientauglichen Überblick über das Phänomen der Hypochondrie. Wie äußert sich die Störung, wie entsteht sie, was passiert dabei eigentlich im Gehirn, wann tritt sie auf und was weiß die Forschung heute darüber? Mit klaren und interessanten Fakten rund um die Hypochondrie nimmt das Buch der Krankheit gleich zu Beginn einen großen Teil ihres Schreckens und ordnet sie nüchtern-medizinisch ein. Doch noch viel wichtiger ist für Sie wohl die Frage: Was lässt sich denn dann konkret tun gegen die andauernden Ängste, die Ihnen das Leben schwer machen? Das ist zum Glück eine ganze Menge, deshalb erfahren Sie zunächst kompakt und verständlich alles über die heute gängigen Methoden der medizinisch-psychotherapeutischen Disziplinen und erhalten einen Überblick über Therapiemöglichkeiten und deren Ablauf. Allerdings halten Sie mit diesem Buch keine Informationsbroschüre Ihrer Krankenkasse in den Händen, sondern einen praxisorientierten Ratgeber, und damit ist klar: Der eigentliche Fokus Ihrer Lektüre liegt darauf, wie Sie sich selbst helfen können. Ob SOS-Maßnahmen für akute Angstzustände, Strategien, mit denen Sie die Dynamiken Ihrer Gedanken und Empfindungen besser verstehen und schließlich auch beeinflussen können, oder grundlegende Techniken, mit denen Sie für einen Alltag mit weniger Angst und Stress dank gezielter Entspannung sorgen – dieser Ratgeber präsentiert Ihnen einen üppigen Strauß an Maßnahmen, durch die Sie selbst aktiv werden können und sich langfristig ein großes Plus an Lebensqualität zurückgewinnen.

Also ein Buch nur für Betroffene? Nein, denn wer in seinem engeren Umfeld mit jemandem lebt, der unter Hypochondrie leidet, der weiß genau, dass die Krankheit immer auch nahestehende Menschen betrifft. Als Eltern, Partner, Geschwister oder enger Freund kommen Sie nicht umhin, die heftigen Ängste und deren lähmende Wirkung auf den Betroffenen mitzuerleben, und so ist der Wunsch, doch irgendwie helfen zu können, stark. Deswegen ist dieser Ratgeber auch Angehörigen zu empfehlen, um einerseits besser verstehen zu können, was der Betroffene – für Gesunde so Unverständliches - durchlebt und um andererseits herauszufinden, wie man als Nahestehender tatsächlich Unterstützung und Hilfe bieten kann.

Ganz zu Beginn soll hier auch noch eine kurze Erläuterung stehen, die sich auf den Rest des Buches bezieht. Zunächst gilt es nämlich, den Begriff der

Hypochondrie zu klären, ein Fachwort, das wir den alten Griechen und ihren Auffassungen vom menschlichen Körper und seiner Gesundheit zu verdanken haben. „Hypo“ bedeutet „unter“ und „chondros“ „Knorpel“, zusammengenommen heißt es etwa so viel wie „unter den Rippen(knorpeln)“. Der Grund für diese eigenartige Bezeichnung liegt in der altgriechischen Vorstellung, dass seelische Erkrankungen ihren Ursprung in dieser Körperregion haben, nämlich genauer gesagt in der Milz, die dort gelegen ist. Deshalb wurde die Krankheitsangst einst auch „Milzsucht“ genannt, ein Begriff, der heute längst durch Hypochondrie ersetzt wurde. Diese nennt man eben auch Angst vor Krankheiten oder aber Gesundheitsangst, was in beiden Fällen das Gleiche meint, nämlich eine übersteigerte Furcht vor schweren Erkrankungen. In diesem Buch wird nun bevorzugt die Bezeichnung der „Krankheitsangst“ genutzt, und zwar aus zwei bestimmten Gründen: Zunächst einmal beschreibt der Begriff anschaulich, präzise und sachlich genau das, worum es bei der Störung geht, und taugt somit als alltäglicher Ausdruck. Zweitens haftet dem Wort „Hypochondrie“ auch heute noch ein zwar nicht gerechtfertigtes, aber doch verbreitetes Stereotyp an – wie im nächsten Kapitel erläutert wird –, weshalb sich viele Betroffene zunächst wohler dabei fühlen, wenn die Bezeichnung „Hypochondrie“ nicht verwendet wird. Im medizinischen Kontext bzw. bei der Bezeichnung von Betroffenen macht jedoch manchmal auch der Begriff des „Hypochonders“ am meisten Sinn, weswegen Sie ihm auch in dieser Lektüre immer wieder begegnen werden – selbstverständlich ohne jeden abwertenden Beiklang.

Also schnappen Sie sich dieses Buch, machen Sie es sich gemütlich und wagen Sie eine Lektüre, die zwar vielleicht nicht die fröhlichste ist, aber am Ende eine kostbare Botschaft sendet: Gegen die Angst lässt sich etwas tun und die Leichtigkeit im Leben können Sie sich Schritt für Schritt zurückerobern!

Hinweis: In diesem Buch finden Sie einen QR-Code, der Sie zu Audiodateien führt. Falls Sie keine Möglichkeit haben, den QR-Code zu scannen, können Sie die Datei auch über diesen Link finden: https://bit.ly/46e1P2X

Die verschiedenen Facetten der Angst

Die Krankheitsangst als Störung hat ein großes, zentrales Element: die Angst. Es ist wichtig, sich das einmal bewusst zu machen, denn in den aufwühlenden, unruhigen oder gar panischen Momenten des Erlebens der Störung stehen für Sie als Betroffene oft ganz andere Aspekte scheinbar im Vordergrund: Krankheiten, Schmerzen, Wahrnehmungen, Ihr Körper oder mögliche körperliche Veränderungen – doch darum geht es eigentlich gar nicht. Worum es geht und was Sie erleben, ist schlicht Angst, eine sehr spezifische Form der Angstempfindung, doch letztlich der immer gleiche, uralte, evolutionär bedingte und dazu überlebenswichtige Mechanismus der Angst. Deshalb wollen wir die Hypochondrie in den Kontext der Angst setzen und Stück für Stück aufdecken, wie Ängste eigentlich entstehen, in uns wirken und welche pathologischen Formen sie schließlich auch annehmen können. Doch zuallererst werfen wir einen genauen Blick auf das Phänomen selbst.

Was genau ist Hypochondrie – und was nicht?

„Hypochonder" als Beleidigung oder zumindest abwertende Bezeichnung ist wohl jedem bekannt und meistens werden damit Menschen bedacht, die sich in der Wahrnehmung dessen, der den Begriff verwendet, „nicht so anstellen sollen". Tatsächlich ist hier gleich zu Beginn eine kurze Klärung wichtig: Nicht selten wird der Begriff des „Hypochonders" verwendet, um jemanden zu bezeichnen, der aus einer Erkrankung oder Verletzung mehr macht, als es eigentlich wäre – also etwa jemand, der sich eine einfache Erkältung eingefangen hat, aber im übertriebenen Maße leidend auf dem Sofa liegt, ausführlich die Schwere seiner Symptome beklagt und dabei eigentlich nur ein wenig hustet und schnieft, oder jemand, der sich das Handgelenk verstaucht hat, was zwar schmerzhaft und unangenehm sein mag, allerdings nicht unbedingt rechtfertigt, dass der Betroffene seinen Arm wochenlang kaum bewegt, behauptet, leichteste Tätigkeiten nicht ausführen zu können, oder vorgibt, in übertriebenem Maße Schmerzen zu empfinden. In solchen Fällen spricht der Volksmund gern vom Hypochonder und meint damit: „Ich glaube nicht, dass es so schlimm ist, wie du es darstellst. Nimm dich doch ein wenig zusammen und übertreibe nicht so." Kurz gesagt: Er meint einen wehleidigen Menschen. Damit ist der Volksmund allerdings ein wenig von der tatsächlichen Bedeutung abgewichen, denn die Hypochondrie als klinisch definierte Störung bezeichnet nicht etwa jemanden, der in krankhafter Weise tatsächlich bestehende gesundheitliche Probleme übertrieben darstellt oder größeres Leid heuchelt, als er in Wahrheit erlebt. Stattdessen beschreibt sie Menschen, die davon überzeugt sind, unter einer gefährlichen, bedrohlichen Erkrankung zu leiden, obwohl es dafür keine objektiven Anhaltspunkte gibt. Der Hypochonder, auch das sei gleich zu Beginn klargestellt, sucht nicht nach Aufmerksamkeit und Mitleid. Ganz im Gegenteil kreist er in allererster Linie um sich selbst und seine Empfindungen, die Wahrnehmung seiner Umwelt interessiert ihn zunächst einmal nicht und wenn doch, dann empfindet er oft Scham angesichts seiner Ängste.

Und was genau ist nun Krankheitsangst?
Sie zählt zu den somatoformen Störungen, die dadurch charakterisiert werden, dass der Patient zwar körperliche Symptome wahrnimmt, auch detailliert schildern kann, sich dafür aber keinerlei organische, also körperliche Ursache finden lässt. Deshalb fällt sie auch unter die Kategorie der psychosomatischen Beschwerden, das sind Störungen, die keine körperlichen Krankheiten verursachen, sondern psychische Probleme, die sich dann in körperlichen Beschwerden bemerkbar machen.

Festzuhalten gilt in jedem Fall: Wird der Körper auch noch so gründlich und kompetent ärztlich untersucht, lässt sich beim Hypochonder keine Ursache für die Beschwerden finden. Die Befürchtungen der Patienten können sich auf unterschiedliche Krankheiten richten, jedoch handelt es sich in aller Regel um solche, die potentiell lebensbedrohlich sind und oft mit langem, leidvollem Dahinsiechen einhergehen können. „Beliebte“ Kandidaten sind alle Formen von Krebs, auch Herz-Kreislauf-Erkrankungen wie Herzinfarkt und Schlaganfall stehen hoch im Kurs, des Weiteren werden etwa Multiple Sklerose oder HIV-Infektionen oft gefürchtet.

Fachleute unterscheiden innerhalb der Krankheitsangst unter zwei Subtypen:

Der zwanghafte Subtyp:
So gibt es die Variante, bei der die somatoforme Komponente maßgeblich ist, also die Tatsache, dass der Patient körperliche Symptome ganz eindeutig wahrnimmt, obwohl keine Untersuchung irgendeine Ursache dafür entdecken kann, hierfür findet sich auch die Bezeichnung des „zwanghaften Subtyps“. Ein andauerndes Druckgefühl im Oberbauch, immer wiederkehrendes Ziehen in der Leistengegend, Atembeschwerden, vielleicht ein Kribbeln oder Taubheitsgefühl im Arm oder sogar ausgeprägte Bauchschmerzen – der Patient verspürt ganz deutlich eine bestimmte Empfindung, kann sie lokalisieren und beschreiben, Ärzte finden jedoch keinen organischen Grund dafür, entdecken also keine körperliche Erkrankung.

Der phobische Subtyp:
Daneben findet sich eine Form, bei der der Angst-Aspekt im Vordergrund steht und der Betroffene also übermäßige Angst vor einer Erkrankung hat, auch als „phobischer Subtyp" bezeichnet. Diese Patienten leben in einer dauerhaften Angst vor der jeweiligen Krankheit, auf die ihre Furcht ausgerichtet ist, und „erwarten" gewissermaßen jederzeit, diese Krankheit nun schließlich ausbrechen zu sehen.

Im alltäglichen Leben äußert sich die hypochondrische Störung dann durch konkrete Symptome, die je nach Ausprägung und Subtyp unterschiedlich häufig und stark auftreten. So kreisen die Gedanken der Betroffenen häufig, in manchen Fällen nahezu pausenlos, um die befürchtete Erkrankung. Dies geht einher mit akribischer, dauerhafter Selbstbeobachtung im Hinblick auf mögliche Symptome. Jedes Zwicken, jedes Druckgefühl, jede Veränderung werden überdeutlich wahrgenommen und sofort als bedeutungsvoll interpretiert. Die Betroffenen sind fest davon überzeugt, ernsthaft, ja, lebensgefährlich erkrankt zu sein, die Möglichkeit, dass harmlose und häufige Symptome einfach auch harmlose Ursachen haben, kommt für sie nicht in Frage, stattdessen erscheinen sie ihnen als unabwendbares Todesurteil – etwas, das für nicht betroffene Außenstehende oft absolut nicht nachvollziehbar ist. Von jeder Wahrnehmung, die ins Raster der aktuellen Befürchtung passt, geht ein schockartiges Erleben aus, manche Hypochonder verspüren regelrechte Panikanflüge. Dazu muss auch gesagt werden: Krankheitsangst gilt als eine Störung aus dem Bereich der Angst- und Zwangsstörungen und tritt oft gemeinsam mit weiteren Störungen wie etwa Panikattacken oder Depressionen auf. Diese können sowohl eine Folge der Krankheitsangst sein als auch zugrundeliegende Störungen, die die Krankheitsangst dann begünstigen. Die übersteigerte Beobachtung der körperlichen Empfindungen führt schließlich zu einem Teufelskreis: Der Betroffene konzentriert sich so stark auf die Wahrnehmung, dass er seine Empfindungen nur immer noch stärker wahrnimmt, dies wird als Hypervigilanz, also gesteigerte Wachsamkeit, bezeichnet, was ihn nur immer noch stärker ängstigt, wodurch er noch aufmerksamer auf jedes Signal seines Körpers lauscht.

Und so greifen die meisten Patienten schließlich zu vermeintlich entlastenden Strategien:

Sie „checken" beispielsweise ständig ihren Körper, wobei „checken" hier bewusst in Anführungszeichen gesetzt wird, denn natürlich können sie nicht wirklich eine medizinische Prüfung durchführen, die irgendeine tatsächliche Feststellung über ihre Gesundheit treffen könnte. Trotzdem kontrollieren sie etwa immer wieder eine bestimmte Hautstelle, ob sich Veränderungen entdecken lassen, sie tasten Lymphknoten ab, um zu prüfen, ob diese womöglich geschwollen sind, sie messen Puls, Blutdruck oder Fieber, sie führen Bewegungen durch, um festzustellen, ob diese Schmerzen verursachen, oder Ähnliches. Diese Überprüfungen können teilweise zwanghafte Züge annehmen, unter anderem steht Krankheitsangst nicht selten auch in Verbindung mit Zwangsstörungen. Ohnehin helfen die ständigen Tests nicht, ganz im Gegenteil befeuern sie erneut den Teufelskreis: Durch den starken Fokus steigt die Wahrscheinlichkeit, irgendetwas wahrzunehmen, und manchmal führt sogar der Prüfvorgang selbst zu tatsächlichen Veränderungen, wenn etwa eine Stelle immer wieder gedrückt wird, sodass das Gewebe ständig gereizt wird, bis es möglicherweise tatsächlich leicht anschwillt. Darüber hinaus führen die Anspannung und Angst, die bei der ständigen Überwachung des Körpers entstehen, selbst oft zu Symptomen, und zwar genau zu den vegetativen Erscheinungen von Angst.

Definition: Vegetative Erscheinung von Angst
Vegetativ bezieht sich auf das vegetative Nervensystem, also den Anteil, der nicht willentlich steuerbar ist und die lebenswichtigen Vorgänge des Körpers wie Herzschlag oder Blutdruck regelt. Vegetative Erscheinungen der Angst sind Dinge wie ein erhöhter Puls, Muskelanspannung, vermehrtes Schwitzen, Zittern, eine trockene Mundhöhle oder sogar Symptome wie Atemnot, Schwindel oder auch Übelkeitsgefühle.

Vegetative Erscheinungen von Angst können in extremen Fällen bis hin zur Symptomatik einer Panikattacke reichen und Sie ahnen es bereits: Für einen Menschen, der gewissermaßen auf der Lauer liegt, um an sich selbst Krankheitssymptome zu entdecken, sind solche Reaktionen eine Katastrophe – und zwar in Form einer Bestätigung:

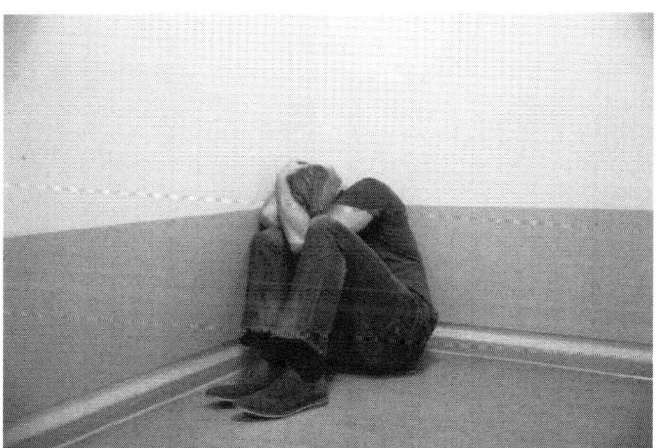

> „Wenn ich diese Symptome habe, dann muss mit mir wirklich etwas Schreckliches nicht in Ordnung sein!"

Durch diese Rückkopplung erhöht sich die Überzeugung, an einer bedrohlichen Krankheit zu leiden, und die Angstspirale dreht sich nur immer rascher.

Einen ähnlichen Effekt hat auch eine weitere, bei Krankheitsangst-Betroffenen sehr beliebte Strategie: Dr. Google. Das Internet hat es leichter als je zuvor gemacht, sich als Laie mit Krankheiten und ihren Symptomen auseinanderzusetzen, während man früher zumindest in die Bibliothek hätte gehen und dicke Medizinbücher wälzen müssen. So reichen heute ein paar Klicks, um sich zu informieren, was es beispielsweise mit einem Gehirntumor so auf sich hat.

Was Betroffenen zunächst einmal als rationale Maßnahme erscheint, hat in aller Regel wenig hilfreiche Folgen: Seriöse Seiten weisen zwar auf die geringe Wahrscheinlichkeit schwerer Erkrankungen hin, nennen in sachlicher Korrektheit jedoch alle Möglichkeiten, und so lässt sich kaum ein Symptom googeln, ohne dass nicht mindestens eine Krebserkrankung auf der Liste der theoretischen Auslöser steht. Und so ist es zwar richtig, dass ein Gehirntumor sich mit Kopfschmerzen bemerkbar machen kann, in den allermeisten Fällen, bei denen sich jemand mit Kopfschmerzen herumplagt, ist jedoch kein Gehirntumor die Ursache, sondern etwas weitaus weniger Dramatisches, wie etwa Stress, Nackenverspannung, eine Erkältung oder schlicht Flüssigkeitsmangel. Den Krankheitsangst-Patienten allerdings beruhigt das nicht. Auch, wenn er liest, dass sein Druckgefühl im Kopf sehr häufig auftritt, in aller Regel harmlose Gründe hat und von selbst wieder verschwinden wird, so bleiben seine Gedanken bei dem Satz hängen:

> „In sehr seltenen Fällen kann auch ein Tumor im Gehirn der Auslöser sein."

Die betonte Seltenheit hilft ihm nicht, er fürchtet vielmehr die Möglichkeit, dass er schließlich einer dieser sehr seltenen Fälle sein könnte, und lässt sich dann oft zu weiterer Recherche verleiten. Auch hier setzt sich wieder ein Kreislauf in Gang, bei dem intensive Beschäftigung mit der Krankheit und ihren Anzeichen die Sensibilität dafür nur weiter erhöhen, der Betroffene achtet noch stärker auf seinen Körper, überwacht ihn auf mögliche Zusatzsymptome und gerät in Panik, wenn er diese – vermeintlich – entdeckt.

Neben der Informationssuche im Internet bemühen Betroffene sich oft bei nahestehenden Personen um Rückversicherung. Partner, Eltern oder Freunde werden gefragt, ob sie bestimmte Wahrnehmungen ebenfalls kennen, ob sie sich sicher sind, dass hinter einer bestimmten Empfindung nichts Ernsthaftes steckt – die beruhigenden Antworten wirken jedoch nicht lange und bald nimmt die Sorge wieder überhand.

Auch Ärzte, die Ansprechpartner Nr. 1, wenn es um gesundheitliche Fragen geht, werden von vielen Betroffenen oft konsultiert. Das ist eigentlich eine gute Idee, denn wer unter unklaren Beschwerden leidet, sollte diese von einem Arzt abklären lassen, allerdings klappt auch das bei Hypochondern meist nicht. Manche lassen sich zwar von einer entlastenden Diagnose – bzw. der Feststellung, dass keine ernstzunehmende Ursache für die wahrgenommenen Beschwerden vorliegt – zunächst beruhigen, jedoch schleicht sich nach einiger Zeit erneut die Befürchtung ein, etwas könnte nicht in Ordnung sein. Der Arzt hat etwas übersehen, die Symptome wurden nicht genau genug geschildert, sodass dem Arzt ein wichtiger Rückschluss samt folgender Diagnosemethode nicht möglich war, eine Untersuchung ist fehlerhaft verlaufen – dem zweifelnden Hypochonder fallen allerhand Möglichkeiten ein, weswegen dem Befund möglicherweise nicht zu trauen sei, und das Sorgenkarussell im Kopf dreht sich von Neuem. Das führt bei einigen Betroffenen auch zum sogenannten „Ärzte-Hopping", bei dem sie mehrere Arztpraxen aufsuchen und sich immer wieder auf die gleichen Symptome hin untersuchen lassen, da sie der Diagnose der vorherigen Mediziner nicht vertrauen. Doch auch hierdurch lässt sich keine dauerhafte Beruhigung herbeiführen, die Angst, schwer erkrankt zu sein, bleibt bestehen.

Demgegenüber steht auch eine andere Gruppe von Hypochondern: Statt von Praxis zu Praxis zu ziehen, meiden sie Ärzte, so lange es ihnen nur möglich ist; dies betrifft meist die Patienten phobischen Subtyps. Die Angst davor, ihre schlimmsten Befürchtungen vom Arzt bestätigt zu bekommen, lässt sie vom Praxisbesuch zurückschrecken und sie bevorzugen es, mit ihren Ängsten – und im Zweifelsfall auch Symptomen – alleine zu bleiben.

Wer tatsächlich unter Krankheitsangst leidet, den begleitet diese Krankheitsfurcht über lange Zeit hinweg, und dabei nimmt sie auch immer wieder neue Gestalt an. War eine Zeit lang unklares Druckgefühl im Kopf mit selbsterstellter Gehirntumor-Verdachtsdiagnose das große Gesundheitsthema, so werden zu einem anderen Zeitpunkt etwa Wahrnehmungen in Bezug auf die Verdauung als Darmkrebs interpretiert – der nächste Leidenszyklus mit allen entsprechenden Begleiterscheinungen.

Diese Schilderungen machen das Wichtigste bereits sehr deutlich: Krankheitsangst-Betroffene kämpfen im Alltag mit ständigen, starken und belastenden Ängsten, die je nach Ausprägung enorme Auswirkungen auf die Lebensqualität haben können. Sie sind weder wehleidig noch suchen sie nach Aufmerksamkeit, sondern sie leiden unter einer erheblichen psychischen Belastung, die – wie in den folgenden Kapiteln noch aufgezeigt wird – verschiedene schwerwiegende Folgen nach sich ziehen kann. Das Leben wird von Angst bestimmt – umso wichtiger ist es, dass Betroffene sich Hilfe suchen, um aus dem Kreislauf des Schreckens auszubrechen.

Wann Wachsamkeit zur Störung wird

Ob Betroffener oder Angehöriger, was Sie bisher gelesen haben, ist Ihnen vielleicht völlig fremd erschienen, möglicherweise aber doch gar nicht so unbekannt – und das gilt ganz bewusst auch für Angehörige. Denn das grundlegende Schema der gerade beschriebenen Wahrnehmungen ist vielen Menschen vertraut und bei den meisten davon lässt sich keineswegs eine hypochondrische Störung diagnostizieren. Die Sorge um die eigene Gesundheit, das Achten auf Krankheitsanzeichen, die Aufmerksamkeit für Veränderung im Körper und in der Wahrnehmung und auch die gelegentliche Angst vor einer schwerwiegenden Erkrankung sind zunächst einmal etwas völlig Normales, ja Wünschenswertes. Würden wir uns um unsere Gesundheit keine Gedanken machen, so wäre ungesundes Verhalten wohl an der Tagesordnung, und um tatsächlich auftretende Krankheiten möglichst früh entdecken und behandeln zu können, ist eine aufmerksame Beobachtung des eigenen Körpers unverzichtbar.

Und Hand aufs Herz: Wohl die meisten Menschen haben sich schon einmal eine Weile mit mehr oder weniger unterschwelligen Krankheitssorgen herumgeschlagen, haben auf Symptome geachtet, überlegt, ob sie vielleicht doch zum Arzt gehen sollten, und nicht wenige Frauen sind etwa vor der Routine-Krebsfrüherkennung beim Gynäkologen nervös:

> „Hoffentlich findet er nichts, hoffentlich ist es wirklich nur Routine, hoffentlich hatte das leichte Ziehen neulich nichts zu bedeuten."

So weit, so normal – doch wo fängt problematisches Verhalten an?

Das ist gar nicht immer so leicht zu erkennen, weder für den Betroffenen noch für Ärzte und Therapeuten. Denn gerade dadurch, dass Gesundheitssorgen und -wahrnehmungen durchaus zum Verhaltensrepertoire psychisch Gesunder gehört, lässt sich der Übergang zu pathologischem – also krankhaftem – Verhalten nicht exakt abgrenzen. Es gibt keinen Test, der etwa wie bei einer Infektion genau anzeigt: „erkrankt" oder „nicht erkrankt". Menschen sind grundsätzlich unterschiedlich ängstlich, empfindlich und aufmerksam und was beim einen noch zu Verhaltensweisen zählt, die für seine Persönlichkeit völlig in Ordnung sind, überschreitet beim anderen bereits eine Grenze. Entscheidend ist schließlich – wie bei vielen psychischen Störungen – vor allem der Leidensdruck.

> Das heißt, ob ein Verhalten oder eine Wahrnehmung behandlungsbedürftig und damit als krankheitswertig einzustufen ist oder ob man es getrost so belassen kann, hängt vor allem davon ab, wie es der betroffenen Person damit geht.

Belasten die Symptome den Menschen ständig, immer wiederkehrend und/oder in sehr unangenehmer Weise, verschlimmert sich Belastung, wird sie zum Dauerzustand, beeinträchtigt sie das generelle Wohlbefinden, senkt sie die Lebensqualität oder nimmt einen großen Raum im Denken und Fühlen ein, so ist das ein starkes Indiz dafür, dass eine Behandlung angezeigt ist.

Und bei aller Subjektivität gibt es trotzdem eine Reihe von Faktoren, die eine Orientierung bieten bei der Frage, ab wann besondere Aufmerksamkeit gegenüber dem eigenen Körper in krankhaftes Verhalten umschlägt. Die folgenden Punkte dienen hier als gute Identifizierungsmerkmale für eine tatsächliche Krankheitsangst und helfen sowohl Betroffenen als auch Außenstehenden bei der Einschätzung.

Merkmal 1: Die gedankliche Beschäftigung mit potenziellen Symptomen und Erkrankungen

Das erste Merkmal besteht in der Intensität der gedanklichen Beschäftigung mit potenziellen Symptomen und Erkrankungen. Während im Normalfall die Gedanken nach einiger Zeit wieder von den wahrgenommenen körperlichen Eindrücken abschweifen und in den Hintergrund geraten, bzw. in einem vernünftigen Verhältnis zur tatsächlichen Schwere des Symptoms stehen, nimmt das Grübeln über mögliche Krankheiten bei Hypochondern überhand. Das heißt, wer starke Schmerzen verspürt oder ein Symptom, das immer häufiger und immer stärker auftritt, der schenkt dem selbstverständlich zunehmende Aufmerksamkeit und leitet irgendwann auch Maßnahmen wie etwa einen Arztbesuch in die Wege. Wer aber bei leichten Phänomenen, die milde bleiben und auch keinerlei Auswirkungen auf die gesamte körperliche Befindlichkeit haben, trotzdem die Gedanken darum kreisen lässt und sich von zunehmenden Sorgen und Ängsten plagen lässt, der weist für Hypochonder typisches Verhalten auf.

Ständiges Grübeln, auf den Körper achten und gedankliche Beschäftigung mit dem Symptom sind Alarmzeichen, besonders aufmerksam sollten Sie sein, wenn etwa Dinge, die einem sonst Freude bereiten, kaum mehr für Spaß sorgen, wenn Sie auch beim Hobby oder in guter Gesellschaft bedrückt und kummervoll sind, weil sich die quälenden Gedanken nicht wegschieben lassen. Wenn die Angst vor einer schweren Erkrankung den Alltag und seine einzelnen Situationen überschattet, liegt ein deutliches Zeichen vor, dass die Sorgen sich in einem nicht mehr normalen Bereich bewegen. Dazu gehört auch exzessives Lesen über bestimmte befürchtete Erkrankungen sowie das ständige zwanghafte „Überprüfen“ der betroffenen Körperpartie.

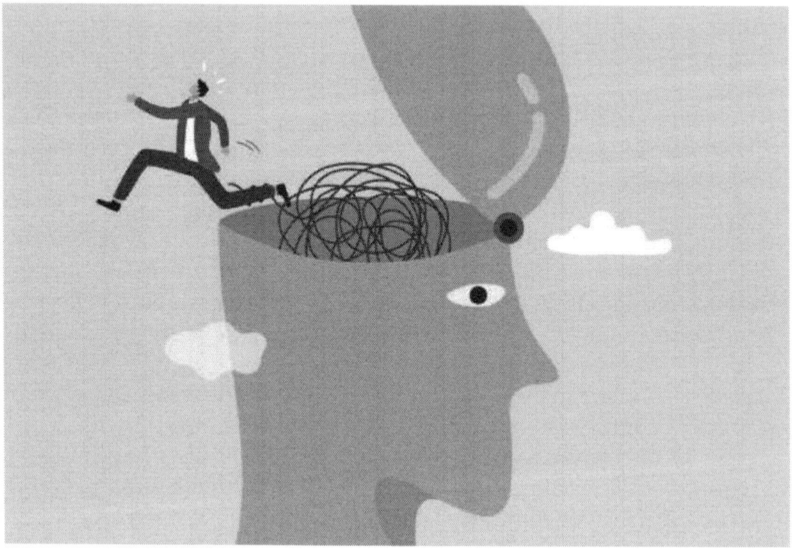

Zur Veranschaulichung: Wer sich etwa wegen einer unklaren Schwellung sorgt, der wird vielleicht am Abend oder am nächsten Morgen vernünftigerweise einen erneuten Blick darauf werfen, möglicherweise vorsichtig abtasten, um festzustellen, ob sich etwas verändert. Wer jede halbe Stunde oder einfach immer wieder zwischendurch prüft, dabei womöglich auch Aufregung verspürt oder gar das zwanghafte Gefühl, das jetzt unbedingt noch einmal testen zu müssen, weil er sonst nicht zur Ruhe kommt, der zeigt ein auffälliges Verhalten.

Merkmal 2: Häufige Arztbesuche aufgrund einer hohen Ängstlichkeit
Das zweite Merkmal betrifft Arztbesuche. Wer eher ängstlich ist und im Zweifel der Devise „Lieber einmal zu oft geschaut als einmal zu wenig" folgt, der ist noch lange kein Hypochonder. Entscheidend ist, dass er sich mit einer einleuchtenden Diagnose des Arztes anschließend zufriedengibt und damit dann auch tatsächlich Beruhigung erfährt. Wer hingegen nach dem Arztbesuch nur kurz entspannter wird und dann sofort wieder Zweifel verspürt, Nachlässigkeit des Arztes fürchtet, sich fragt, ob er seine Symptome auch wirklich ausreichend geschildert hat, in Erwägung zieht, sicherheitshalber noch einen zweiten Mediziner zu konsultieren, der legt hypochondrische Verhaltenszüge an den Tag. Auch hier ist die Frage nach der Verhältnismäßigkeit wichtig: Wenn Sie nach einem Arztbesuch ein ungutes Bauchgefühl haben, die Praxis verlassen und denken, „Na, der hat mir aber kaum zugehört", sich

nur flüchtig untersucht fühlen oder eine Diagnose erhalten haben, die Ihnen trotz Nachfrage unplausibel und widersprüchlich erscheint, dann ist nichts dagegen einzuwenden, einen erneuten Besuch bei einem anderen Arzt in Erwägung zu ziehen. Das gilt auch bei schwerwiegenden Diagnosen oder vor größeren Eingriffen – der Wunsch nach einer Zweitmeinung ist absolut plausibel. Hellhörig sollten Sie werden, wenn Arztbesuche grundsätzlich keine Beruhigung verschaffen, Diagnosen bei jeder vermuteten Erkrankung stets angezweifelt werden, viele verschiedene Ärzte abgeklappert werden oder häufige Arztbesuche stattfinden, die jedes Mal ohne Befund enden.

Auch ein Alarmzeichen: Der Betroffene versucht instinktiv, die Arzttermine zumindest teilweise zu verheimlichen oder zu relativieren – das ist ein Indiz dafür, dass derjenige durchaus selbst merkt, dass sein Verhalten nicht mehr der Norm entspricht, jedoch aus Angst schon nicht mehr anders handeln kann.

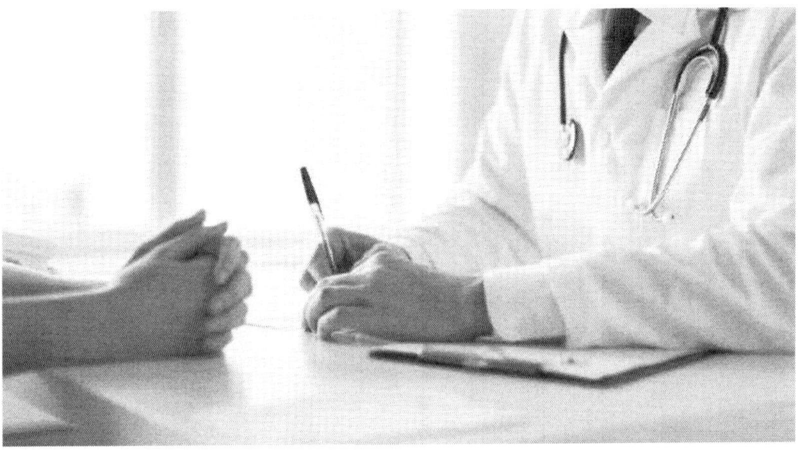

Merkmal 3: Entweder-Oder-Merkmal

Das dritte Merkmal ist ein Entweder-Oder-Merkmal: Hypochonder, auf die der vorige Punkt zutrifft, werden sich in diesem Merkmal nicht wiederfinden, denn es ist das genaue Gegenteil davon, nämlich die panische Vermeidung von Arztbesuchen. Sie tritt bei den phobisch veranlagten Hypochondern auf, die sich mit der ständigen Furcht herumquälen, eine – meist eine bestimmte – schwere Krankheit irgendwann einmal zu bekommen. Im Gegensatz zu denen, die fest davon überzeugt sind, an einer solchen Krankheit bereits zu leiden, fürchten phobisch veranlagte Hypochonder diese Erkrankung eher in der Zukunft, ohne gegenwärtig irgendwelche Symptome zu verspüren – aber sicher ist sicher: Wer nicht zum Arzt geht, dem kann auch nichts diagnostiziert werden. Solche Fälle drücken sich oft um Vorsorge- und Routineuntersuchungen herum und fallen auch sonst durch vermeidendes Verhalten auf: So wollen sie etwa über bestimmte Themen, die mit ihrer Angst in Verbindung stehen, nicht reden, meiden Gespräche über Krankheit oder gar Tod, möchten beispielsweise auch entsprechende Sendungen im Fernsehen nicht sehen oder reagieren gereizt oder nervös, wenn jemand das Thema bespricht. Auch hier können viele Gesunde das Verhalten teilweise nachvollziehen und umso wichtiger ist erneut die Unterscheidung. Das Gefühl, nach einer aufwühlenden Reportage über beispielsweise Herzmuskelentzündungen im Nachhinein zu meinen, die geschilderten Symptome bei sich zu entdecken, ist nicht sonderlich ungewöhnlich und damit ist auch verständlich, dass empfindlichere Menschen sich sagen: „Solche Sendungen schau ich mir lieber erst gar nicht an, sonst bilde ich mir gleich wieder ein, das selbst zu haben." Hält sich das in vernünftigen Grenzen und ist derjenige dabei noch in der Lage, sich bei Bedarf sachlich mit dem Thema zu beschäftigen, ist dagegen nichts einzuwenden. Schrecken Menschen jedoch nahezu panisch vor einem Thema zurück, vermeiden sie unter allen Umständen die Konfrontation etwa mit Krebs oder gar den Besuch beim Arzt, auch wenn Symptome tatsächlich Anlass zur Sorge geben, reagieren sie gereizt, gestresst und nervös, so ist dies ein Anzeichen dafür, dass die Grenzen der normalen Besorgnis überschritten sind.

Und schließlich ein ganz entscheidender Punkt: Für den Hypochonder bedeutet Gesundheit eigentlich die Freiheit von allen unangenehmen oder außergewöhnlichen Wahrnehmungen und Symptomen. Während es für die meisten Menschen eine Selbstverständlichkeit ist, dass es im Bauch einmal zwicken kann, der Kopf einmal schmerzen kann oder man sich an einem Tag aus unerklärlichen Gründen schlapp und müde fühlt, ohne dass dahinter eine ernsthafte Erkrankung steckt, ist dies für Hypochonder eine Unvorstellbarkeit. Gesund zu sein bedeutet in ihrer Vorstellung, keinerlei Symptome oder gar Schmerzen zu verspüren, und wenn sie etwas Derartiges wahrnehmen, interpretieren sie es als unmissverständliche Botschaft: „Hier ist irgendetwas überhaupt nicht in Ordnung und für mich und meine Gesundheit konkret bedrohlich."

Damit ignorieren sie nicht nur völlig, dass der Körper keine Maschine ist und es absolut normal ist, von der Norm abweichende Empfindungen zu haben, ohne dass es dafür irgendeine wirkliche Ursache gibt. Und sie ignorieren auch einen weiteren wichtigen Aspekt des Lebens: Nämlich, dass auch Krankheit gewissermaßen zur Gesundheit dazugehört – nämlich in dem Sinne, dass gelegentliche Erkrankungen, Verletzungen, Beschwerden und Störungen ganz unvermeidbar bei jedem auftreten und dabei jedoch keineswegs irgendetwas dauerhaft Schädigendes oder grundsätzlich Bedrohliches mit sich bringen. Ob Erkältung, gezerrter Muskel, infizierte Wunde, Ekzem an der Hand, gebrochener Knöchel, Magen-Darm-Infekt oder sogar schwerwiegendere Erkrankungen, all diese lästigen und unangenehmen Erscheinungen gehören zum Leben auch eines grundsätzlich gesunden Menschen dazu und der wahrscheinlichste Fall ist, dass der Betroffene nach dem Durchstehen der Krankheit wieder genau das wird, was er eigentlich ist: nämlich eine gesunde Person. Für die meisten Menschen ist das auch die Normalität und der Gedanke an gelegentliche Krankheiten bringt sie nicht aus der Fassung und lässt sie auch nicht den Glauben an ihre Gesundheit verlieren, für den Hypochonder hingegen besteht das Leben eigentlich aus einer großen, dauerhaften, latenten Bedrohung für die vermeintlich fragile körperliche Gesundheit.

Anhand dieser Merkmale lässt sich mit ein wenig vom vielgerühmten gesunden Menschenverstand bereits recht gut abschätzen, ob die Ängste und Verhaltensweisen einer Person noch im normalen Bereich liegen oder schon auf eine Störung hinweisen, die im Interesse des Betroffenen bekämpft werden sollte. Und auch hierbei ist wichtig, zu bedenken, dass es Abstufungen gibt. Sven Steffes-Holländer, Facharzt für Psychosomatische Medizin und Chefarzt an der Heiligenfeld-Klinik Berlin, spricht etwa von „Alltags-Hypochondern" und meint damit Menschen, die eine grundsätzlich erhöhte Aufmerksamkeit gegenüber ihrem Körper haben, sich leicht in eine Krankheitsbefürchtung hineinsteigern, generell größere Angst vor schweren Erkrankungen haben, eventuell sehr penibel auf eine gesunde Lebensweise achten, dazu neigen, etwa nach der Erkrankung eines Bekannten die entsprechenden Symptome an sich selbst festzustellen – kurz: Sie haben eine leichte hypochondrische Veranlagung, die dazu führt, dass sie sorgenvoller durch das Leben gehen als nötig. Diese erhöhte Ängstlichkeit bewegt sich jedoch noch in einem Bereich, der nicht als krankheitswertig eingestuft werden muss. Betroffene gehen vielleicht öfter zum Arzt als andere, lassen sich davon jedoch auch beruhigen, sie achten auf körperliche Signale und verbringen einige Zeit in Sorge, sind jedoch auch in der Lage, nach einiger Zeit davon abzulassen und daran zu glauben, wohl doch nicht erkrankt zu sein. Solche „Alltags-Hypochonder" sind übrigens in guter Gesellschaft: Sven Steffes-Holländer schätzt, dass etwa 5 bis 10 % der Gesamtbevölkerung derartige Tendenzen aufweisen. Für solche Menschen eignen sich Maßnahmen der Selbstfürsorge, wie sie in diesem Buch aufgezeigt werden, hervorragend. Denn damit kann das Stress- und Belastungslevel erheblich gesenkt werden und die Betroffenen trainieren sich selbst einen rationaleren, gesunden Umgang mit ihren Ängsten und ihrer Körperwahrnehmung an. Bei handfest klinisch diagnostizierbaren Hypochondern eignen sich diese Maßnahmen als Ergänzung zu einer medizinisch-psychologischen Behandlung, denn diese Patienten schaffen es ohne professionelle Hilfe kaum, sich aus den Zwängen ihrer Störung zu lösen. Von ihnen gibt es auch deutlich weniger: Julia Scharnhorst vom Berufsverband Deutscher Psychologen spricht von Statistiken, die etwa 0,05 % der deutschen Bevölkerung zählen, Sven Steffes-Holländer verweist auf Studien, die 0,5 bis 3 % ermitteln.

Das Wichtigste ist in jedem Falle folgende Erkenntnis: Menschen mit Krankheitsangst sind keine Simulanten, heischen nicht nach Aufmerksamkeit oder sind wehleidig, sondern stattdessen ernsthaft krank – zwar nicht körperlich in dem Sinne, den sie selbst so sehr befürchten, aber sie leiden an einer ernstzunehmenden psychischen Störung, die das Leben stark beeinträchtigen kann, nicht selten weitere Probleme nach sich zieht und in jedem Falle behandelt werden sollte.

Die Mechanismen der Angst

Was Krankheitsangst bedeutet, darüber haben Sie nun schon einen guten Überblick erhalten und dabei erfahren, dass Angst das zentrale Element ist. Doch was ist das eigentlich, Angst? Jeder kennt das Wort und jeder kennt das Gefühl, doch wenn Sie einmal genauer darüber nachdenken, dann stellen Sie rasch fest: Angst hat ganz schön viele Gesichter.

Da gibt es die nervöse Angst vor einem wichtigen Vorstellungsgespräch, die kribbelige Angst kurz vor der wilden Abfahrt in der Achterbahn, die beklemmende Angst im Nacken, wenn Sie nachts eine dunkle, einsame Straße entlanggehen, die latent-unruhige Angst, wenn ihr Partner schon längst zuhause sein sollte und Sie sich fragen, ob auf der Autofahrt etwas passiert ist, die irrational-heftige Angst eines Phobikers beim plötzlichen Anblick einer Spinne oder auch die blanke Panik, wenn jemand etwa gerade Opfer eines Angriffs oder Unfalls wird – so unterschiedlich sich diese Situationen auch anfühlen mögen, immer spielt Angst die entscheidende Rolle. Und tatsächlich hat sie auch immer den gleichen, ihr zugrundeliegenden Mechanismus im Gehirn – diesen zu verstehen, ist also unverzichtbar.

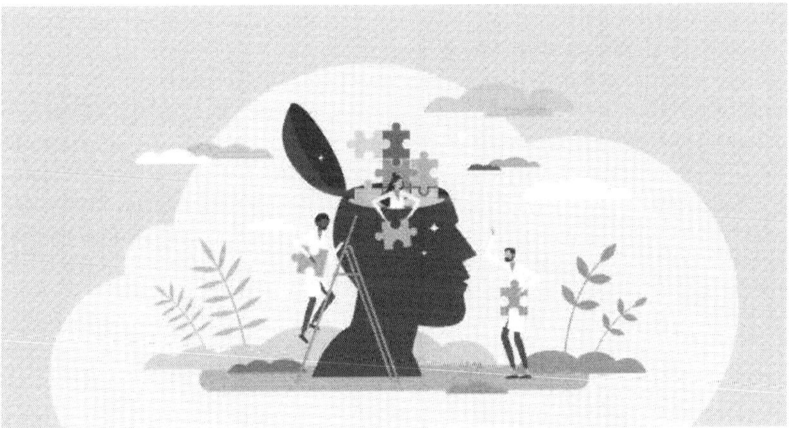

Was ist Angst?
Angst ist etwas Uraltes, eine Emotion, die tief in der menschlichen Evolutionsgeschichte verankert ist, und etwas, das entscheidend dazu beigetragen hat, dass der Mensch als Spezies überhaupt überleben konnte.

Zwar leben wir modernen Westeuropäer heute in einem weitgehend sicheren Alltag, in dem wir uns nicht mehr ständig vor plötzlichen Gefahren hüten müssen, so bequem hatten es unsere frühen Vorfahren jedoch nicht. Wilde Tiere, bedrohliche Wetterphänomene, gefährliches Terrain, giftige Krabbeltierchen oder auch ein feindseliger Artgenosse – vor vielen tausenden Jahren war Angst eine Überlebensversicherung und ohne dieses Frühwarnsystem hätten unsere Urahnen diesen Planeten nicht lange bevölkert.

Übrigens zählt die Angst zu den sieben sogenannten Grundemotionen – zusammen mit Freude, Verachtung, Ekel, Überraschung, Wut und Trauer –, die alle Menschen in allen Kulturkreisen der Erde gleichermaßen kennen und empfinden können, und ist somit etwas zutiefst Natürliches. Und auch heute noch ist die Angst nicht völlig unnütz: Zwar schützen wir uns vor den meisten Gefahren, indem wir vernünftige, erlernte Verhaltensweisen beachten und beispielsweise nicht einfach auf eine vielbefahrene Straße laufen oder in jede beliebige unbekannte Beere beißen, aber ganz verzichten können wir auf die Angst nicht.

Sie beschützt uns vor giftigen Tieren, sie hilft uns, in bedrohlichen Situationen, wie etwa einem umstürzenden Baum oder ausbrechenden Feuer, die Flucht zu ergreifen und leider muss sie uns auch heutzutage manchmal retten, wenn wir uns vor einem Angreifer in Sicherheit bringen oder aktiv gegen ihn verteidigen müssen. Diesen Job erledigt die Angst ziemlich zuverlässig, und zwar durch einen jahrtausendelang erprobten Mechanismus.

Angst macht uns aufmerksam, wach und leistungsfähig und ermöglicht die berühmte Fight-Flight-or-Freeze-Reaktion, also Kampf, Flucht oder Erstarren, sodass wir in akuten Gefahrensituationen die jeweils perfekte Reaktion an den Tag legen können. Damit das funktioniert, ist natürlich Höchstgeschwindigkeit gefragt, und die kann unser Körper dabei problemlos liefern. Nach nur zwölf Millisekunden ist der Körper in der Lage, mit Flucht oder Kampf zu reagieren – das ist weitaus schneller, als wir bewusst „mitdenken" können.

Beispiel:
Sie laufen nachts eine Allee entlang, links und rechts stehen Bäume und alle 20 Meter befindet sich eine Straßenlaterne, die insgesamt für eine schlecht beleuchtete Situation mit Wechsel aus Licht und Schatten sorgen. Auf einmal nehmen Sie aus dem Augenwinkel eine Bewegung im Schatten wahr. Zack – durchströmt Sie eine Welle aus Adrenalin, Sie „spüren" den Schreck, Ihr Herz schlägt sofort schneller und härter, Ihre Muskulatur spannt sich an, eventuell machen Sie sogar einen Satz zur Seite. Ihr Körper ist mit einem Schlag in den Modus versetzt, entweder mit aller Kraft und voller Konzentration zu kämpfen oder im Maximaltempo die Flucht zu ergreifen. All das geschieht noch, bevor Sie überhaupt in der Lage waren, abschließend zu erfassen, worum es sich bei der Bewegung gehandelt hat. Uralte Ergebnisse der Evolution in Ihrem Gehirn haben hier dafür gesorgt, dass Sie die optimale Reaktion auf eine mögliche Gefahr an den Tag legen können: etwa vor einem gefährlichen Tier flüchten oder einen Angreifer abwehren – Sie sind zu 100 % bereit. Die „Aufklärung" rückt an zweite Stelle und in einem etwas langsamer ablaufenden Prozess evaluiert Ihr Gehirn, worum es sich bei dem Gefahrensignal tatsächlich gehandelt hat. Dann wird entschieden, was sich empfiehlt, Kampf oder Flucht oder möglicherweise sogar die Option, stocksteif zu verharren und zu hoffen, nicht entdeckt zu werden. In den allermeisten Fällen unserer heutigen Realität handelt es sich freilich um falschen Alarm: Vielleicht ist eine Katze über die Straße gehuscht, der Wind hat eine Mülltüte durch die Luft gewirbelt oder eine völlig harmlose Person ist aus einer Einfahrt getreten. Dann meldet Ihr Gehirn Entwarnung und der Körper kehrt langsam wieder in seinen Normalzustand zurück.

Dafür sind wichtige Teile des Gehirns miteinander verknüpft, das sogenannte limbische System, zwischen denen dann im Bedarfsfall eine festgelegte „Alarmkette" abläuft. Dieses System ist sehr komplex und auch für Wissenschaftler eine Herausforderung, für unsere Zwecke genügt ein kompakter

Überblick. Das limbische System ist unter anderem für Emotionen verantwortlich, in diesem Fall also für Angst. Wichtige Bestandteile sind Teile der Großhirnrinde, Nerven in Thalamus und Hypothalamus (Mittel- und Zwischenhirn), der Hippocampus und der sogenannte Mandelkern, die Amygdala. Letztere spielt im Zusammenhang mit Angst eine ganz besondere Rolle, tatsächlich ist sie zweifach vorhanden, in jeder Gehirnhälfte einmal, und vereinfacht gesagt bewertet sie alle möglichen Sinneseindrücke emotional und entscheidet, welche Reaktion angemessen ist.

> **Ein spannender Fakt:**
> Menschen, deren Amygdala aufgrund einer Krankheit nicht richtig funktioniert, kennen oft keine normalen Angstreaktionen und setzen sich stressfrei Situationen aus, in denen andere Menschen vor Panik fast den Verstand verlieren würden.

Wie läuft das nun im Detail ab?
In Situationen, die dann schließlich Angst auslösen, erreicht zunächst ein Sinneseindruck das limbische System. Das kann ein visueller Eindruck sein, der dann vom visuellen Kortex im Gehirn, zuständig für das Sehen, an das limbische System etwa meldet „Spinne gesehen", es kann aber auch ein Geruchsreiz sein, beispielsweise mit der Botschaft „Rauch bzw. Feuer gerochen", genauso ein Berührungsreiz wie etwa ein Stechen oder Brennen, in jedem Falle erhält das limbische System die Meldung. Die Botschaft geht sofort an den Mandelkern und dieser entscheidet dann, ob die Emotion „Angst" die passende ist. Falls ja, löst er Alarm aus, woraufhin über das sympathische Nervensystem (die „erregende" Komponente des vegetativen Nervensystems) komplexe Reaktionen im Körper in Gang gesetzt werden: Die Nebenniere wird angewiesen, Stresshormone wie Adrenalin und Cortisol auszuschütten. Sie machen den Körper mit einem Schlag leistungsfähiger, indem sie dazu führen, dass etwa das Herz schneller schlägt, Blut rascher in die Muskeln gelangt, Zucker aus der Leber freigegeben wird und die Bronchien geweitet werden. Diese Veränderungen ermöglichen Höchstleistungen, in diesem Fall wird etwa schnelleres Rennen oder kraftvolles Zuschlagen möglich, man steht zudem geradezu „unter Strom", ist also höchst aufmerksam und bereit, blitzschnell zu reagieren. Wir schalten sozusagen in den Autopiloten, alles funktioniert jetzt rasend schnell und für Dinge, die für die Gefahrensituation unwichtig sind, wie etwa Verdauungsprozesse oder auch sexuelle Bedürfnisse, wird erst einmal die Pausetaste gedrückt.

Mit einiger Verzögerung mischt sich dann gewissermaßen die Vernunft, das Bewusstsein, ebenfalls in die Angelegenheit ein: Der Kortex, die Hirnrinde, deren Job unter anderem das Verarbeiten von Wahrnehmungen ist, erhält ebenfalls – allerdings langsamer – die Informationen von Spinne oder Feuer und tauscht dann Informationen mit dem Hippocampus aus. Auf diesem wiederum liegen allerhand Erinnerungen gespeichert, die dann durchforstet werden, und möglicherweise stellt der Hippocampus schließlich fest: „Keine giftige Spinne, nur ein Weberknecht, alles gut." Dann kann der Kortex wieder eingreifen und der Amygdala den Befehl zur Beruhigung geben, woraufhin die Angstsymptome sich wieder legen. Das passiert natürlich nicht immer, wenn Sie etwa die Flucht vor einer Bedrohung ergreifen, wird der Kortex überhaupt nicht einbezogen und die Angstreaktion läuft der Situation angepasst weiter ab und legt sich dann, wenn Sie sich in Sicherheit gebracht haben. Wenn Sie angesichts dieser Beschreibung nun sofort Bilder von Neandertalerkämpfen gegen Mammuts vor Ihrem inneren Auge auftauchen sehen oder an einen Urmenschen auf der Flucht vor einem Raubtier denken - genau: Für exakt diese Situationen hat die Evolution die Angstreaktion entwickelt und das klappt beeindruckend gut.

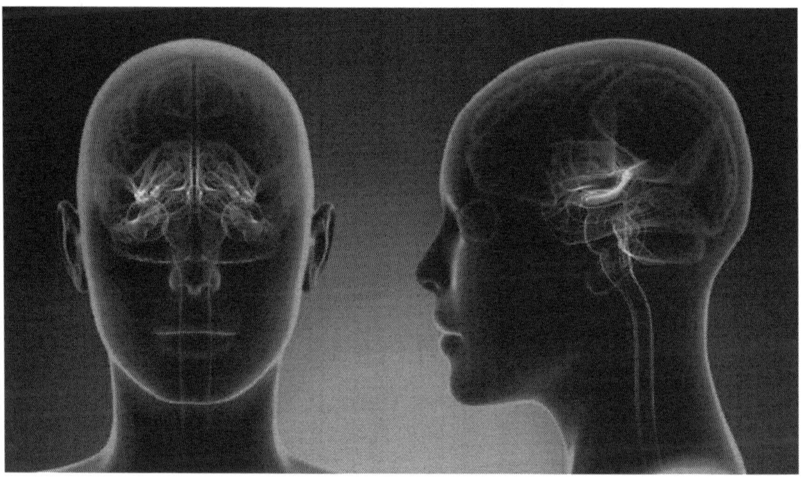

Und heute?

Da können wir das auch ab und an durchaus noch gebrauchen, wie etwa in den genannten Beispielen von Naturkatastrophen, Bränden, Angriffen und Ähnlichem, allerdings befällt uns die Angstreaktion auch in Situationen, in denen sie gar nicht mehr wirklich angemessen ist. Ein typisches Beispiel sind für viele Menschen öffentliche Reden.

Beispiel:
Wenn Sie aber vor Ihrem Chef eine Präsentation halten müssen, hilft Ihnen die Auswahl aus Flucht, Angriff oder Erstarren wenig – ganz im Gegenteil. In solchen Fällen ist die Angst dann vor allem lästig, Sie sollten und können sie sich recht gut abtrainieren und in geringem Maße ist sie dann auch tatsächlich nützlich, weil sie für Aufmerksamkeit, Leistungsfähigkeit und fokussierte Energie sorgt.

Wie Ängste entstehen und zur unüberwindbaren Belastung werden

Um die logische Brücke zur Krankheitsangst zu schlagen, müssen noch ein paar grundsätzliche Fragen geklärt werden, die erste lautet: Ist Angst angeboren? Klare Antwort: Ja – aber nicht als starres Konstrukt. Mit der Fähigkeit der Angstempfindung wird jeder gesunde Mensch geboren, diese Kapazität ist in einer komplexen Vielfalt von Genen angelegt. Wovor er dann im Einzelnen wie stark Angst hat, bildet sich jedoch erst im Laufe des Lebens heraus. Angst ist sehr formbar und erlernbar und das trifft auf einen Großteil der Dinge zu, die uns als Erwachsene ängstigen.

Beispiel:
Viele Ängste schauen wir uns im Kindesalter von Bezugspersonen ab, wenn etwa der Vater bei jeder herbeifliegenden Wespe eine Schreckreaktion zeigt, lernt das Kind: von dem fliegenden Ding droht Gefahr.

Dieser Lernprozess ist in erster Linie überlebenswichtig, er sorgt dafür, dass wir eben nicht ständig von Wespen gestochen werden, uns nicht vergiften, nicht überfahren werden, nirgends hinunterfallen, nicht im Eis einbrechen und so weiter. Allerdings kann dies natürlich auch nach hinten losgehen, ein gutes Beispiel ist die weit verbreitete Arachnophobie, also die Angst vor Spinnen.

Beispiel:
Wenn Kinder ihre Mutter regelmäßig panisch reagieren sehen, wenn einer der eigentlich völlig harmlosen Achtbeiner auftaucht, dann ist die Wahrscheinlichkeit hoch, dass sie diese unnütze und hinderliche Angst auch selbst entwickeln.

Neben dem Angsterwerb durch Beobachtung und Imitation gibt es auch die Variante der Konditionierung. Hierbei macht ein Mensch wiederholt die Erfahrung, dass eine bestimmte Verhaltensweise oder Situation eine bestimmte Folge nach sich zieht, die als unangenehm empfunden wird, und entwickelt infolgedessen Angst davor. Auch das kann nützlich oder hinderlich sein.

Beispiel:
Wer sich mehrfach die Finger am heißen Herd verbrannt hat, wird künftig auf keine rotglühende Herdplatte mehr fassen, was definitiv eine gute Sache ist – wer allerdings mehrfach von einem Hund gebissen wurde, der entwickelt möglicherweise eine generelle Hundephobie, obwohl diese Angst nicht nötig ist und im späteren Leben einschränkend sein kann.

Mit der Hundephobie wurde bereits das Stichwort für den nächsten entscheidenden Punkt gegeben: So unverzichtbar Angst als Warnsystem ist, ihre Nützlichkeit kann auch ins Gegenteil umschlagen – dann nämlich, wenn sie krankhaft wird und sich in ihrem Auftreten von ihrer hilfreichen Schutzwirkung entkoppelt und stattdessen zur Angststörung wird. In diesem Falle zeichnet Angst sich dadurch aus, dass sie viel länger andauernd auftritt als bei gesunden Menschen üblich, dass sie zu oft erlebt wird oder aber in Situationen entsteht, die überhaupt keine Gefahr darstellen.

Beispiele hierfür gibt es zahlreiche, bekannt ist etwa die Angst vor Spinnen, vor Hunden, Höhen, engen Räumen, Menschenmassen, Flugzeugreisen, Dunkelheit, Clowns, Puppen oder Verunreinigungen.

Dabei gibt es spezifische Ängste, die sich auf konkrete Gegenstände oder Situationen richten (Hunde, Autofahren etc.), jedoch auch soziale Phobien, die komplexer und weniger zielgerichtet sind, und schließlich auch die Panikstörung, die sich durch plötzlich auftretende, grundlos extreme Angstanfälle auszeichnet.

Ein Spezialfall und gleichzeitig die häufigste Angststörung ist die Agoraphobie, die Angst davor, in Situationen zu geraten, in denen vermeintlich kein Entkommen oder keine Hilfe möglich ist, wenn der Betroffene Panik verspüren sollte. Sie wird deshalb manchmal auch als Angst vor der Angst bezeichnet und tritt beispielsweise in Warteschlangen auf, im Theater, in öffentlichen Verkehrsmitteln, jedoch auch auf weiten offenen Plätzen oder einfach, wenn Betroffene sich alleine außerhalb ihrer vertrauten vier Wände befinden. In ihrem Ausmaß sprengt die Angst dann den normalen Rahmen und führt zu Einschränkungen im (Alltags-) Leben.

Fallbeispiel:
Ein typischer Fall für viele Agoraphobiker ist etwa der Besuch im Kino oder Theater. Sie nehmen irgendwo in der Mitte einer Sitzreihe Platz und werden von Anfang an begleitet von dem Gedanken, dass es dort schwierig wäre, sich im Notfall schnell und unbemerkt zu entfernen oder Hilfe zu bekommen – obwohl nüchtern betrachtet keinerlei Anlass vorliegt, einen Notfall zu erwarten. Angst vor dieser Situation entsteht bei Betroffenen häufig, wenn Sie in der jeweiligen Situation schon einmal oder öfter eine Panikattacke erlebt haben, das muss jedoch nicht zwingend der Fall sein: Es kann auch zur Agoraphobie kommen, wenn der Betroffene nur fürchtet, in der entsprechenden Situation irgendeine Art von Notfall zu erleben. Kommt es zum Notfall, bedeutet dieser in der Regel eine Panikattacke, die mit einer Vielzahl an Symptomen einhergehen kann: Schwindel, das Gefühl, nicht ausreichend Luft zu bekommen, Engegefühl in Hals oder Brustkorb, Herzrasen, Muskelzittern, Schwitzen, Hitzewallungen, das Gefühl, völlig die Kontrolle über sich zu verlieren und verrückt zu werden, bis hin zur Angst, zu sterben. In den meisten Fällen führt diese Agoraphobie dann dazu, dass der Betroffene jeden Theater- oder Kinobesuch vermeidet.

So ergeben sich oft vermeidende Verhaltensmuster: Wer Angst vor engen Räumen hat, betritt keinen Fahrstuhl, Menschen mit sozialen Phobien meiden Sozialkontakte, wer unter Agoraphobie leidet, geht nicht ins Theater oder den Supermarkt oder verlässt im Extremfall nicht einmal mehr das Haus.

Genau diese Mechanismen greifen nun auch bei Menschen mit Krankheitsangst. Hypochondrie ist eine Form der Angsterkrankung und der Mechanismus im Gehirn folgt denselben zermürbenden Regeln. Nicht immer ist es die akute Form der Schreckreaktion, doch die Angst als alles bestimmendes Element, als lähmender Alltagsgegner, übernimmt im Leben von Krankheitsangst-Patienten die Kontrolle. Doch das heißt auch: Die Angst vor der Krankheit wird irgendwann irgendwie erlernt – und kann auch wieder aktiv verlernt werden.

Jeden Tag Ausnahmezustand: Vom Leben mit Krankheitsangst

Verlernen ist das wichtigste Stichwort: Denn wer mit einer Angststörung, in diesem Fall der Krankheitsangst, lebt, der wünscht sich meist nichts sehnlicher, als die schrecklichen Gefühle endlich wieder loswerden zu können, und das aus vielerlei Gründen. Um zu verstehen, wie sehr Krankheitsangst das Leben beeinflusst und weshalb es so wichtig ist, sie zu bekämpfen, wird nun ein genauer Blick darauf gerichtet, was der Alltag mit Hypochondrie tatsächlich bedeutet.

Die meisten Menschen kennen Angst nur als Ausnahme, als gelegentliche Empfindung, die in der Regel schnell wieder verschwindet und dann verbucht wird als unangenehme Erfahrung. Sie können sich kaum vorstellen, was es bedeutet und wie es ist, wenn dieses unangenehme Erlebnis zum ständigen Begleiter wird. Doch genau das erleben Hypochonder: Das Leben wird von der Angst gewissermaßen strukturiert. Sie nagt an ihnen, sobald sie morgens wach werden, und meldet sich mit den aktuellen Befürchtungen:

> „Du erinnerst dich doch, dass du gestern so ein merkwürdiges Engegefühl beim Atmen gespürt hast?"

Zack, schon ist die Aufmerksamkeit wieder auf die entsprechende Stelle gerichtet und der Rest des Tages wird von unterschiedlich intensivem Grübeln, Überprüfen und Unruhigsein geprägt. Dabei gibt es natürlich große Unterschiede: Während die einen etwa bei der Arbeit oder beim Sport zwischendurch auch einmal richtig abgelenkt werden und ihre Sorgen für einige Zeit vergessen, gelingt anderen das gar nicht mehr und die Gedanken drehen sich fortwährend um das Angstthema. Die Ausprägungen der Angst können daher unterschiedlich sein.

Das hat natürlich tiefgreifende Auswirkungen. Da ist zunächst einmal die psychische Belastung der fortwährenden Angst. Auch Nichtbetroffene kennen das Gefühl, nach einer Episode heftiger Furcht so richtig erschöpft, müde und ausgelaugt zu sein, Hypochonder erleben dies entweder sehr häufig oder die Angst wird zu einem regelrechten Dauerzustand, der unendlich zermürbend ist. Das erhöht natürlich die Wahrscheinlichkeit für andere psychische Erkrankungen und so überrascht es kaum, dass depressive Störungen oder andere Angststörungen, wie etwa eine generalisierte Angststörung oder Panikstörung, nicht selten zu zusätzlichen Begleitern der Krankheitsangst-Patienten werden.

Ganz gleich, welche psychischen Faktoren zusätzlich noch bestehen, Probleme wie schlechter Schlaf, dauernde Erschöpfung, fehlende Fähigkeit, sich auf Arbeit oder Ähnliches zu konzentrieren, ständige Angespanntheit, starkes Stressempfinden, Gereiztheit, Freudlosigkeit oder Antriebslosigkeit können Folgen von Krankheitsangst sein, die ihrerseits wiederum konkrete Konsequenzen für wichtige Lebensbereiche haben.

So weisen manche Menschen Schwierigkeiten auf, ihrer Arbeit noch sorgfältig und mit Engagement nachzugehen, sie sind möglicherweise zu abgelenkt, um den nötigen Fokus zu behalten, es fällt ihnen schwer, mit Stress umzugehen oder aber Sie sind in Extremfällen so von ihren Ängsten beeinträchtigt, dass sie es gar nicht mehr schaffen, zuverlässig das Haus zu verlassen und ihre Arbeit zu behalten.

Im privaten Bereich sieht es ähnlich aus, oft leiden Hobbys, weil Betroffene so von ihrer Angst beeinträchtigt sind, dass sie entweder keinerlei Freude mehr an den Aktivitäten verspüren oder auch hier von akuten Ängsten an der Ausübung gehindert werden. Auch soziale Beziehungen geraten nicht selten ins Hintertreffen, da Patienten, die unter Krankheitsangst leiden, sich zu unbeschwertem, fröhlichem Zusammensein nicht in der Lage fühlen, Freunde und Familie nicht mit ihrer Anspannung belasten wollen oder sie sich vor ihren Mitmenschen schämen.

Ob Beruf oder Privates, dieser Rückzug hat selbstverständlich zusätzliche Auswirkungen. Ablenkung und abwechslungsreicher Input von außen fallen weg, die Betroffenen kreisen noch stärker um sich selbst und ihre Ängste, begleitende Erscheinungen wie depressive Verstimmungen oder andere Ängste verstärken sich durch die soziale Isolation – und nicht zuletzt werden die Chancen, dass Außenstehende positiv und ausgleichend auf die Betroffenen einwirken können, zunehmend geringer.

Neben sozialem Rückzug ergibt sich bei manchen Hypochondern auch Vermeidungsverhalten, das in direktem Zusammenhang mit ihren Ängsten steht. So schonen sie sich körperlich, um bestimmte Gefühle zu unterdrücken oder (vermeintlichen) Gefahren auszuweichen, und manche gehen auch Situationen aus dem Weg, die für sie als Angsttrigger wirken, etwa Krankenhäuser oder Medieninhalte zu Gesundheitsthemen.

Gerade der phobische Typus meidet oft Ärzte und Gesundheitseinrichtungen und fällt damit durch das Vorsorgeraster, was dazu führen kann, dass schwerwiegende Krankheiten, wie etwa Krebs, sich über längere Zeit unentdeckt entwickeln können. Das gilt sogar für vorhandene Symptome, die von tatsächlich bestehenden Erkrankungen herrühren: Während die einen Patienten mit besonders ausgeprägter Angst beim ersten Husten die Praxis aufsuchen, sträuben sich wieder andere noch gegen einen Arztbesuch, obwohl bereits Blutspuren im Taschentuch entdeckt wurden.

Aus all den genannten Gründen ist es immens wichtig, so früh wie möglich gegenzusteuern, wenn sich eine beginnende Krankheitsangst bei Ihnen abzeichnet, denn je früher professionell interveniert wird, desto leichter lässt sich die Sache in den Griff bekommen und die Entstehung zusätzlicher Störungsbilder kann mit höherer Wahrscheinlichkeit vermieden werden – und somit kann erheblicher Leidensdruck erspart bleiben.

Die Entstehung der Krankheitsangst

Neben der Frage, was sie ist, wie sie sich äußert und welche Folgen sie hat, ist für die Theorie noch eine weitere Frage interessant: Wie kommt es eigentlich dazu, dass Menschen in eine krankhafte Angst um ihre Gesundheit abrutschen? Denn die gelegentliche unbegründete Sorge oder die grundsätzliche Befürchtung, irgendwann einmal eine schwere Krankheit zu bekommen, kennt schließlich fast jeder – was muss passieren, dass die Grenze zur Hypochondrie überschritten wird?

Wie bei den meisten Krankheiten – insbesondere psychischen – gibt es nicht den einen Auslöser, der aus einem Gesunden einen Hypochonder macht, allerdings stochert die Forschung hier nicht im Dunklen, sondern weiß bereits einiges über relevante Mechanismen, Prägungen und Auslöser. Dabei muss unterschieden werden zwischen der Ursache – also den tiefliegenden Grundlagen, der Disposition für die Krankheitsangst – und dem Auslöser – dem Trigger, der schließlich dafür sorgt, dass der Betroffene dann tatsächlich eine solche Angststörung entwickelt, die Angsterkrankung also ausbricht.

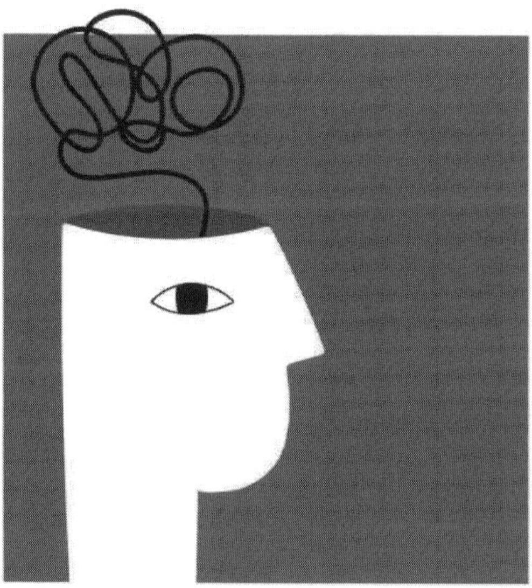

Zunächst einmal entscheidend ist die allgemeine psychisch-seelische Grundkonstitution. Grundsätzlich unsichere, ängstliche Menschen sind anfälliger dafür, eine Angststörung wie eben die Krankheitsangst zu entwickeln. Was den einen ängstlicher macht als den anderen, ist bis heute nicht vollständig entschlüsselt, die Forschung geht aber davon aus, dass sowohl genetische Veranlagungen als auch der Erziehungsstil und kindliche Erfahrungen eine große Rolle spielen. So legen Erkenntnisse aus der Zwillingsforschung sowie ein beobachtbar gehäuftes Vorkommen von Angststörungen innerhalb von Familien nahe, dass es in den Genen angelegte Faktoren gibt, die solche Störungen begünstigen. Darüber hinaus wurden auch bereits einzelne Gene identifiziert, deren Mutationen – also Veränderungen – das Risiko für Angststörungen offenbar erhöhen. Mindestens so wichtig ist jedoch die Summe an Erfahrungen, die ein Mensch macht, und zwar insbesondere in der sensiblen Phase des Heranwachsens. Hier hat sich klar gezeigt, dass stark ängstliches, überbehütendes Verhalten der Eltern in der Erziehung später das Risiko für Angststörungen erhöht, das Gleiche gilt für ausgeprägt kontrollierendes Verhalten der Erziehungsberechtigten.

Fallbeispiel:
Ein gutes Beispiel ist etwa elterliches Verhalten auf dem Spielplatz. Kinder klettern, rutschen, schaukeln, spielen Fangen, rennen durch die Gegend und ja – sie tragen dabei die eine oder andere Schramme davon, aufgeschürfte Knie oder sogar mal einen Armbruch. Während es selbstverständlich zur verantwortungsbewussten Aufsicht von Eltern gehört, zu vermeiden, dass der Nachwuchs schwere Schäden, wie etwa eine Wirbelsäulenverletzung, davonträgt, gehört das „In-Kauf-Nehmen" kleinerer Blessuren jedoch zum gesunden Aufwachsen dazu. Überbehütend-ängstliche, kontrollierende Eltern hingegen stehen am Klettergerüst, selbst wenn das Kind kaum höher als einen Meter klettert, sie stehen neben der Rutsche und stellen sicher, jederzeit eingreifen zu können, wenn es mit der Hand vom Geländer rutschen sollte, sie rufen sofort „Stopp!", wenn der Nachwuchs auf der Schaukel höher schwingt, und greifen ein, wenn Kinder auf der Asphaltfläche Fangen spielen. Dadurch verhindern sie zwar relativ zuverlässig, dass Ihr Kind mit einem blutigen Knie nach Hause kommt, sie verhindern aber ebenso unverzichtbare Erfahrungen: dass der Nachwuchs nämlich erlebt, wie er selbst Hindernisse überwinden und Verantwortung für sich übernehmen kann, genauso aber auch, dass es zu Zwischenfällen, Rückschlägen, kleinen Unfällen und Verletzungen kommen kann, ohne dass dies langfristige negative Konsequenzen hätte. Das kann im späteren

Leben Ängstlichkeit bis hin zur Angststörung begünstigen: Die Kinder haben schlicht nicht gelernt, Risiko, Sicherheit, Angst und eine vernünftige Relation zwischen diesen Aspekten abzuwägen.

Kindern fehlt dabei die Möglichkeit, durch selbstwirksame Erfahrungen und selbst bewältigte Schwierigkeiten Sicherheit und Zuversicht zu entwickeln, darüber hinaus schauen sie sich die Ängstlichkeit der Eltern oft ab. Das gilt besonders, wenn Eltern übertrieben aufmerksam mit körperlichen Symptomen oder Krankheiten umgegangen sind, das Kind im Krankheitsfall in Watte gepackt und/oder auch von lästigen Pflichten befreit haben. Auch mangelnde Nähe, Wärme und Fürsorge in der Erziehung scheinen einen ungünstigen Beitrag zur Entwicklung von Ängsten zu leisten, wobei hier der Bogen zur allgemeinen Bedeutung der vielzitierten „Resilienz" geschlagen werden kann:

ⓘ

Definition: Resilienz
Resilienz beschreibt die Fähigkeit eines Menschen, herausfordernde Situationen im Leben, Schicksalsschläge oder Krisen in psychischer Hinsicht langfristig unbeschadet zu überstehen. Man spricht auch von Widerstandsfähigkeit und Anpassungsfähigkeit, da Resilienz letztlich bedeutet, in der Lage zu sein, das eigene Handeln, Denken und Empfinden der Herausforderung anzupassen, um sie möglichst gut zu bewältigen und ohne Beeinträchtigung zu überstehen.

Das Gefühl, bedingungslos von den Eltern oder einer anderen entsprechenden Bezugsperson geliebt zu werden, Nähe, Wärme und Zuneigung zu erfahren, ist eine unverzichtbare Voraussetzung, um ein gesundes Selbstbewusstsein zu entwickeln. Kinder, die diese Erfahrung beim Heranwachsen machen, fühlen sich sicher, gestärkt und zuversichtlich dabei, die Welt zu entdecken, verschiedene Erlebnisse zu machen, sie trauen sich Dinge zu und probieren, sie versuchen, scheitern und lernen am Scheitern und entwickeln so die kostbare Fähigkeit der Resilienz. Dies bedeutet schließlich nichts anderes, als über ein gutes seelisches „Rüstzeug" für den Umgang mit Rückschlägen, Krisen oder auch Stress zu verfügen. Fehlt hingegen diese bestärkende Hintergrundfarbe des Lebens, werden Unsicherheit, mangelndes Selbstwertgefühl, fehlendes Vertrauen in eigene Fähigkeiten und Ängstlichkeit wahrscheinlicher – und somit auch die Anfälligkeit dafür, bei Problemen mit Ängsten zu reagieren, im schlimmsten Fall bis zur Angststörung.

Bestimmte Persönlichkeitsmerkmale, die sich mit der Zeit entwickeln, machen es schließlich wahrscheinlicher, dass ein Mensch eine Angststörung entwickelt. Dazu gehört Perfektionismus ebenso wie Vorsicht und ein grundlegendes Misstrauen gegenüber der Welt, dem Leben und den Mitmenschen, ein schlechtes Selbstwertgefühl gilt ebenfalls als Risikofaktor und schließlich die Tendenz zu Katastrophismus und damit zusammenhängender Verallgemeinerung (also das Übertreiben, Dramatisieren und Dinge größer bzw. schwerwiegender zu machen, als sie tatsächlich sind, sowie die Neigung, entsprechende Einzelfälle zum Regelfall umzudeuten).

All diese Faktoren können nun einzeln oder kombiniert auftreten und bilden damit gewissermaßen einen fruchtbaren Nährboden für Angst. Sie sind damit zu den Ursachen zu rechnen, dazu gehören jedoch auch noch weitere, konkrete Punkte.

Dies sind zunächst – vielleicht überraschenderweise – ganz handfeste körperliche Faktoren, die wichtigsten sind:

- ein aus dem Gleichgewicht geratenes Verhältnis der wichtigen Botenstoffe Dopamin, Noradrenalin und Serotonin im Gehirn,
- eine mögliche Überaktivität bestimmter Hirnareale (insbesondere der Mandelkern),
- Erkrankungen der Schilddrüse oder auch
- eventuelle Nebenwirkungen von eingenommenen Medikamenten.

Deshalb ist es gerade bei plötzlich und unvermutet auftretenden Angsterscheinungen wichtig, solche spezifischen Ursachen ausschließen zu lassen.

Ursächlich können darüber hinaus auch bestimmte Erfahrungen und Erlebnisse sein, die außerhalb des grundsätzlichen Erziehungsstils liegen. Wenn Sie die entsprechenden Beispiele lesen, offenbart sich Ihnen auch ohne weitere Erläuterung schnell der Zusammenhang: Kinder, die etwa eine schwere, schmerzhafte, langwierige Krankheit bei einem Elternteil, bei Geschwistern oder anderen nahestehenden Personen miterlebt haben, neigen später häufiger zu hypochondrischen Wesenszügen, intensiviert wird dies noch zusätzlich, wenn diese Erkrankung schließlich zum Tod geführt hat; ebenso sind natürlich Menschen, die als Kind selbst eine solche Erkrankung erlebt haben, im Erwachsenenalter gefährdeter, eine Hypochondrie zu entwickeln.

Ihnen wurde es unmöglich gemacht, ein entspanntes, realistisches und gesundes Verhältnis zu Krankheit zu entwickeln und zu lernen, sie als natürlichen, zunächst einmal nicht gefährlichen Bestandteil des Lebens zu betrachten. Stattdessen wurde die Botschaft verinnerlicht, dass Krankheit grundsätzlich etwas Bedrohliches, wenn nicht gar etwas Lebensbedrohliches, ist und dass Gesundheit absolute Freiheit von Beschwerden, Schmerzen oder Symptomen bedeutet. In Verbindung mit den teils traumatisierenden Erfahrungen aus Kindertagen achten sie dann verstärkt auf ihren Körper und sind gefährdet, schließlich in das Extrem der Krankheitsangst abzugleiten.

Fallbeispiel:
Ein typisches Beispiel ist hier etwa die schwere Erkrankung eines Geschwisterkindes, stellen Sie sich etwa die Situation einer Familie mit zwei Söhnen im Alter von neun und elf Jahren vor, von denen das jüngere Kind an Leukämie erkrankt. Vor den ersten Untersuchungen und der Diagnose erlebt das ältere Kind mit, wie der jüngere Bruder beim Spielen viel schneller müde wird, keine Energie mehr hat, vielleicht blass ist. Für ein Kind sind das zunächst keine besonders dramatischen Aspekte, mal ein bisschen schlapp sein kennt es selbst, vielleicht kommt der eine oder andere Infekt dazu – alles im Normalbereich der Alltagserfahrungen eines Elfjährigen. Doch mit Anhalten der Symptome und nach gründlicher ärztlicher Abklärung steht auf einmal eine schreckliche Diagnose mit enormer Tragweite im Raum. Ab da steht der Alltag kopf: von Arzt zu Arzt, Krankenhausaufenthalte, starke Medikamente, Behandlungen, der Bruder verändert sich vom wilden Spielkumpanen zu einem kranken, geschwächten Kind zwischen weißen Krankenhauslaken. Zudem fällt oft auch das Begreifen schwer: eine Krankheit, die scheinbar aus dem Nichts kam, nicht etwa wie der Armbruch nach dem Sturz vom Baum oder die heftige Erkältung, die man sich im Kindergarten eingefangen hat. Selbstverständlich sind auch die Eltern überfordert und legen nicht in jedem Falle das für den Elfjährigen optimale Verhalten an den Tag: Er erlebt vielleicht Panik der Mutter, hört, wie der Vater vermeintlich unbemerkt am Telefon sagt, er glaube nicht mehr an Heilung, macht vielleicht auch die Erfahrung, dass die Eltern von da an geradezu hysterisch auch auf harmlose Erkrankungen reagieren. Er beobachtet, wie es seinem Bruder schlecht geht und er vielleicht sehr unangenehme Therapien über sich ergehen lassen muss, und bekommt womöglich jedes Mal, wenn er vor dem Krankenhaus aus dem Auto steigt, einen Kloß im Hals, weil er sich vor neuen schlechten Nachrichten fürchtet.

All das hinterlässt natürlich seine Spuren: Abhängig davon, wie gut Eltern, Lehrer, Großeltern etc. den großen Bruder auffangen, unterstützen und begleiten, bleibt der Schrecken dieser überfordernden Erfahrung haften. Der Junge hat gelernt, dass aus dem Nichts kommend und mit vermeintlich harmlosen Symptomen beginnend fürchterliche Krankheiten auftreten können, und entwickelt möglicherweise entsprechende Verhaltensmuster: Er überprüft seinen Körper genauestens, um Veränderungen zu bemerken, er ist höchst aufmerksam für jedes noch so kleine Zeichen, ein roter Punkt auf der Haut oder ein Tag, an dem er müder ist als sonst, lässt seine Alarmglocken schrillen. Zudem reagiert er mit Argwohn auf Ärzte und Krankenhäuser – mit ihnen verbindet er die Erwartung von etwas Schrecklichem. Sind diese Verhaltensweisen extrem genug ausgeprägt, kommt es oft zur psychologischen Intervention und im Idealfall wird dem Heranwachsenden frühzeitig geholfen, laufen die Prozesse jedoch unterschwellig und wenig auffällig ab, übertragen sich die erlernten Muster bis ins Erwachsenenalter und können dann – insbesondere, wenn akute Auslösefaktoren wie etwa Stress dazu kommen – für übersteigerte Krankheitsangst sorgen.

Zusammenfassend lässt sich sagen, dass die Psychologie heute bei der Entstehung und dem Andauern von Angststörungen auf sogenannte „multifaktorielle Modelle" zurückgreift, also davon ausgeht, dass in jedem individuellen Fall eine Vielzahl an Faktoren zusammenspielt, die schließlich den Nährboden für eine Störung wie die Krankheitsangst bilden. Diese zu identifizieren und aufzuarbeiten ist dann ein wichtiger Bestandteil psychotherapeutischer Intervention.

Ist das Hypochondrie-Fundament einmal gelegt, braucht es jedoch immer noch Auslöser, damit die Störung wirklich manifest wird, also ausbricht und tatsächliche Krankheitsangst entsteht. Auch hier sind negative Erlebnisse im gesundheitlichen Bereich natürlich häufige Trigger-Kandidaten. Das kann etwa eine schwerwiegende Erkrankung von Partner, Kindern, Eltern oder anderen nahestehenden Personen sein, ebenso ein plötzlicher, nicht etwa unfall- oder suizidbedingter Todesfall im engen Umfeld, eine eigene Erkrankung, die als besorgniserregend wahrgenommen wird, oder auch verunsichernde Erfahrungen innerhalb des Gesundheitssystems.

Beispiel:
Typische Beispiele sind: Der Ehepartner erhält eine Krebsdiagnose, ein als sportlich bekannter Freund im besten Alter erliegt dem plötzlichen Herztod, Sie selbst werden etwa von einer heftigen Infektion, einer schlecht verheilenden Verletzung oder einer anderen Erkrankung, die Sie stark beeinträchtigt, überrascht und aus der Bahn geworfen oder aber Sie schlagen sich über einen längeren Zeitraum hinweg mit belastenden Symptomen herum, für die jedoch erst nach langer Ärzte-Odyssee die tatsächliche Ursache und dann passende Therapie gefunden werden kann.

Solche Erlebnisse führen oft zu Verunsicherung bei den Betroffenen, in deren bis dahin „gesunde" Welt auf einmal unerwartete Bedrohungen einbrechen. Das trifft nicht selten Menschen, bei denen gesundheitliche Beschwerden bis zu dem Zeitpunkt keine Rolle im Leben gespielt haben und die auf einmal unmittelbar und intensiv mit der Verletzlichkeit des Menschen konfrontiert werden. Dieses Schockerlebnis kann in der Folge dazu führen, dass zum einen die Aufmerksamkeit verstärkt auf körperliche Wahrnehmungen gerichtet wird, zum anderen wirkt sie oft als eine Art „Warnung": Der Betroffene denkt, mit seiner bisherigen Sorglosigkeit großes Glück gehabt zu haben, weil eigentlich ständig mit irgendeiner Art der gesundheitlichen Bedrohung gerechnet werden müsse.

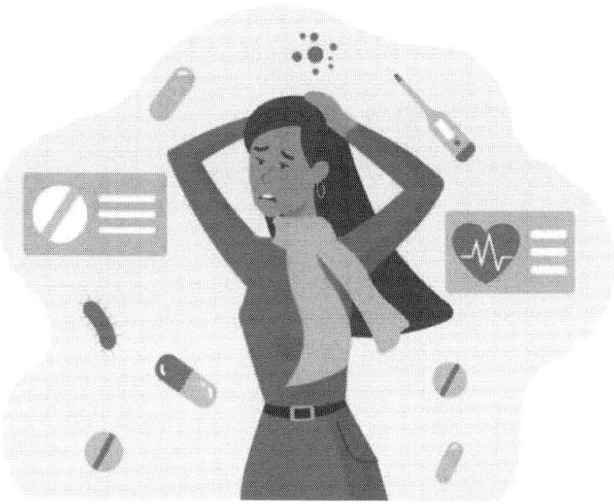

Als Auslöser kommen zudem Faktoren infrage, die nicht in direktem Zusammenhang mit einem Gesundheitsthema stehen. Hierzu zählen Faktoren, wie etwa

- starker Stress,
- traumatisierende Erlebnisse,
- heftige Belastungssituationen oder
- problematischer Drogen- oder Alkoholkonsum,

die ebenfalls dazu führen, dass eine Krankheitsangst ausbricht.

Selbsttest: Wie hypochondrisch sind Sie wirklich?

Die Fakten zur Krankheitsangst kennen Sie – ob Betroffener oder nahestehende Person – nun bereits und Sie wissen, was es mit der Hypochondrie auf sich hat. Vielleicht kam Ihnen das eine oder andere davon bekannt vor, vielleicht hatten Sie auch das Gefühl: „Da beschreibt jemand ganz genau das, was ich jeden Tag erlebe" – oder aber Sie sind mit den Schilderungen in eine völlig neue, Ihnen unbekannte und dann ganz sicher auch zu einem guten Stück unverständliche Welt eingetaucht. Im letzten Falle können Sie sich nur beglückwünschen, denn dann gehören Sie wohl nicht zu denjenigen, die mit

Krankheitsangst kämpfen, vermutlich leiden Sie jedoch mit einem Menschen, der Ihnen am Herzen liegt, mit.

Das nächste Kapitel ist nun vornehmlich für diejenigen interessant, die bei sich selbst gewisse Anzeichen der Hypochondrie entdecken und noch besser einschätzen möchten, ob die Diagnose für sie in Frage kommt.

Hinweis:
An dieser Stelle sei ausdrücklich gesagt: Weder die folgende Analyse noch alle anderen Beschreibungen und Kriterien in diesem Buch sind geeignet und ausreichend, um eine wirkliche Diagnose zu stellen. Zwar scheint einiges auf den ersten Blick völlig unmissverständlich, doch das Gesamtbild einer psychologischen Störung ist immer komplex und zwar komplexer, als Laien – und insbesondere Betroffene – erkennen können. Es braucht professionelle Expertise, um verschiedene Facetten der Angst zutreffend voneinander zu trennen und das Geflecht an Empfindungen, Symptomen, Auswirkungen und Ursachen zu entwirren, aus diesem Grund haben Ärzte und Psychologen Jahre mit Studium und Praxis zugebracht. Deswegen nutzen Sie den folgenden Selbsttest gerne für eine erste Einschätzung Ihrer Lage, eine tatsächliche Diagnose bekommen Sie aber nur vom Fachpersonal.

Nehmen Sie sich jetzt diesen Selbsttest vor und gehen Sie Schritt für Schritt die Fragen durch. Die Antwortvarianten entsprechen möglicherweise nicht immer exakt Ihren Erfahrungen, wählen Sie dann die Antwort, die Ihrem Erleben am nächsten kommt. Suchen Sie sich einen ruhigen, ungestörten Moment, idealerweise einen, in dem Sie nicht akut von starken Ängsten geplagt werden, und geben Sie sich vor allem Mühe um Ehrlichkeit sich selbst gegenüber. Dies kann zwar unangenehm sein, ist aber leider ein unverzichtbarer Bestandteil auf dem Weg zu einem angstfreieren Leben – also fassen Sie sich ein Herz und fangen Sie damit an.

- Machen Sie sich häufig Gedanken um Ihre Gesundheit?

○ Meine Gedanken kreisen nahezu täglich um meinen Gesundheitszustand. (30)

○ Phasenweise beschäftige ich mich öfter bzw. weniger oft mit meinem Gesundheitszustand. (20)

○ Mein Gesundheitszustand wird nur bei konkreten Anlässen wie Arztbesuch oder Erkrankung Thema. (10)

• Haben Sie Angst, an einer schweren Krankheit zu leiden?

○ Ja, diese Befürchtung plagt mich oft bzw. lang andauernd und intensiv. Dabei kann die konkret befürchtete Krankheit auch wechseln.(30)

○ Es gibt immer mal wieder Phasen, in denen ich solche Sorgen habe.(20)

○ Nein, solche Befürchtungen habe ich nicht. (10)

• Atmung, Verdauungsgeräusche, Räuspern, Blinzeln – nehmen Sie übliche Vorgänge im Körper häufig bewusst wahr?

○ Ja, mir passiert es oft, dass ich z. B. meine Atmung genau mitverfolge. (30)

○ Ja, auf bestimmte Vorgänge achte ich vorsätzlich und gezielt. (30)

○ Manchmal erregt etwas meine Aufmerksamkeit und dann bleibt mein Fokus eine Weile daran hängen, das gibt sich jedoch nach einiger Zeit wieder. (20)

○ Wenn nicht ein konkreter, starker Anlass meine Aufmerksamkeit auf solche Vorgänge richtet, laufen sie in der Regel völlig unbeachtet ab. (10)

• Gibt es eine bestimmte Krankheit, vor der Sie sich ganz besonders fürchten?

○ Ja, ich habe eine ganz bestimmte Worst-Case-Diagnose, vor der ich Angst habe. (30)

○ Ich habe generell eine gewisse Grundfurcht vor schweren Erkrankungen wie Krebs oder Herzproblemen. (20)

○ Krankheiten wie Krebs oder Herzprobleme halte ich für beängstigend, lebe aber nicht in akuter Furcht davor, sie zu bekommen. (10)

• Sie sehen einen Bericht im Fernsehen über Darmkrebs mit Schilderung von Symptomen, Frühwarnzeichen etc. Wie verläuft Ihre Reaktion darauf?

○ Ich befürchte sofort, diese Erkrankung ebenfalls zu bekommen, achte in der nächsten Zeit penibel auf entsprechende Anzeichen und meine auch oft, Symptome zu verspüren. (30)

○ Ich neige je nach Krankheit dazu, mir entsprechende Symptome einzubilden, das legt sich aber nach einigen Tagen wieder. (20)

○ Solche Sendungen haben auf mich keine Auswirkungen. (10)

• Wenn Sie sich krank fühlen oder Symptome verspüren, haben Sie das Gefühl, von Ihren Mitmenschen ernst genommen zu werden?

○ In vielen Fällen nehmen Mitmenschen meine Beschwerden/Befürchtungen nicht ernst und versuchen, sie herunterzuspielen. (30)

○ Bei typischen Erkrankungen oder Verletzungen wie Erkältung oder Armbruch fühle ich mich ernst genommen, bei anderen Dingen passiert es mir öfter, dass meine Mitmenschen meine Schilderungen relativieren oder nicht beachten. (20)

○ Wenn ich krank bin, bin ich krank, und das erkennen auch meine Mitmenschen an. (10)

• Wie stehen Sie zu Vorsorgeuntersuchungen wie Check-Ups, Brustkrebsvorsorge, Prostatakrebsvorsorge etc.?

○ Da bin ich absolut gewissenhaft, vor jeder solchen Untersuchung befällt mich jedoch starke Nervosität. (30)

○ Ich nehme diese Vorsorgeangebote regelmäßig in Anspruch und verspüre bei negativem Befund eine gewisse Erleichterung. (20)

○ Ich nehme die Vorsorgeangebote (einigermaßen) regelmäßig bzw. zumindest teilweise in Anspruch. (10)

○ Solche Untersuchungen vermeide ich grundsätzlich. (30)

• Medieninhalte wie Sendungen über bestimmte Krankheiten, Krankenhausreportagen, Berichte von Betroffenen bestimmter Krankheiten ...

... verfolgen Sie angespannt, angstvoll, aber aufmerksam: Womöglich erfahren Sie da etwas über Symptome oder Frühwarnzeichen, was Ihnen noch einmal nützlich sein könnte. (30)

... konsumieren Sie auf keinen Fall. Danach würden Sie abends im Bett liegen und glauben, die geschilderten Symptome selbst zu spüren. (30)

... gucken Sie manchmal an, weil Sie es interessant finden. Allerdings wissen Sie, dass manche der Fälle Ihnen länger nachhängen werden und bestimmte Befürchtungen wecken oder befeuern. (20)

... schauen Sie gerne an, weil Sie die Themen spannend und interessant finden. (10)

... interessieren Sie überhaupt nicht und werden folglich auch nicht konsumiert. (10)

• Stellen Sie sich folgende Situation vor: Sie verspüren seit dem Morgen immer wieder ein leichtes Stechen im Bereich der linken Schläfe, für das Sie keine unmittelbare Erklärung wie etwa einen Stoß haben. Wie verläuft Ihre Reaktion darauf?

○ Die Sache versetzt mich in starke Unruhe und ich habe die Befürchtung, dass es sich dabei um das erste Anzeichen für beispielsweise einen Gehirntumor oder ein Aneurysma handeln könnte. (30)

○ Wenn ich dieses Gefühl so noch nicht kenne, frage ich mich, ob es auf etwas Ernsthaftes hindeuten könnte, beruhige mich aber zunächst damit, dass eine harmlose Erklärung wahrscheinlicher ist. (20)

○ Solange ich nicht dauerhafte oder starke Schmerzen habe, blende ich das erst einmal aus. (10)

• Das Gefühl aus Frage 9 taucht den Tag über immer wieder vereinzelt auf, auch an den beiden nächsten Tagen begleitet es Sie in unregelmäßigen, aber nicht besonders kurzen Abständen, es ist auch nicht stark schmerzhaft. Wie ist Ihr Empfinden?

○ Ich kann an nichts anderes mehr denken, bin unruhig und voller Angst und bin mir sicher, dass etwas Ernsthaftes dahinterstecken muss, deshalb bemühe ich mich um einen sofortigen Arzttermin. (30)

○ Ich denke daran, dass dies ein Anzeichen für einen Gehirntumor sein kann, den ich schon lange fürchte – einen Arztbesuch werde ich jedoch vermeiden, solange es irgendwie geht, und versuche, die Gedanken beiseitezuschieben. (30)

○ Meine Gedanken kehren immer wieder zu der Sache zurück, ich wäge ab, wie stark und häufig das Gefühl ist, und überlege, ab wann ich einen Arztbesuch in Erwägung ziehen sollte. (20)

○ Der Körper ist keine Maschine, da kann es schon einmal vorübergehend zu unerklärlichen Erscheinungen kommen. Wenn ich mich abgesehen davon fit und gesund fühle, wird nichts Ernsthaftes dahinterstecken. (10)

- Die Beschwerden aus Frage 9 dauern lange genug an, dass Sie sich schließlich zu einem Arztbesuch entscheiden. Ihr Hausarzt untersucht Sie mit hausärztlichen Standardmethoden und gibt anschließend Entwarnung: Es lassen sich keinerlei Anzeichen für eine ernsthafte Erkrankung entdecken, zudem nennt er Ihnen eine Reihe an plausiblen und völlig harmlosen möglichen Ursachen. Wie ist Ihre Reaktion?

○ Sie denken: „Hausärztliche Mittel sind wahrscheinlich nicht ausreichend, um meine schwere und womöglich seltene Erkrankung zu entdecken. Wenn ich das so deutlich und anhaltend spüre, muss schließlich etwas dahinterstecken!" (30)

○ Sie sind zwar zunächst erleichtert, aber im Hinterkopf bleibt der Gedanke, dass eine hausärztliche Grunduntersuchung sicherlich nicht alles entdeckt. Wenn die Symptome sich jedoch mildern, sind Sie schnell völlig beruhigt und lassen die Sache auf sich beruhen. (20)

○ Prima, dann fehlt mir offensichtlich nichts. (10)

- Sie haben einen Termin beim Facharzt, der mit fortschrittlichsten diagnostischen Methoden Ihre Symptome abklären soll. Der Befund ist unauffällig – wie verläuft Ihre Reaktion darauf?

○ Auch Ärzte machen Fehler, das Gerät könnte defekt sein, womöglich wurde etwas übersehen ...? Sie ziehen mindestens in Erwägung, sich andernorts eine Zweitmeinung einzuholen. (30)

○ Sie sind zunächst rundum beruhigt. Sollten Ihre Symptome aber noch länger anhalten, machen Sie sich jedoch möglicherweise doch irgendwann wieder Sorgen. (20)

○ Das Ergebnis freut und beruhigt Sie vollständig. Was auch immer die Symptome hervorruft, es wird Ihnen zumindest keine Sorgen mehr bereiten. (10)

- Wie häufig kommen bei Ihnen Arztbesuche vor, die einen positiven Befund mit sich bringen, also eine tatsächlich bestehende Erkrankung feststellen?

○ Die meisten meiner Arztbesuche enden mit unklaren Befunden bzw. der Feststellung, dass keine Anzeichen für eine tatsächliche körperliche Erkrankung vorliegen. (30)

○ Meistens lässt sich zwar eine Erkrankung feststellen, die sich aber oft im recht harmlosen Spektrum verorten lässt. Es kommt auch immer wieder zu befundlosen Arztbesuchen. (20)

○ Wenn ich zum Arzt gehe, wird in aller Regel eine tatsächlich bestehende Erkrankung festgestellt. (10)

○ Ich gehe nicht zum Arzt. (30)

- Wie sehr achten Sie auf eine gesunde Lebensführung?

○ Da bin ich penibel, denn mit striktem Ernährungs-, Sport- und Schlafmanagement lässt sich die Wahrscheinlichkeit für viele Krankheiten senken. Zudem habe ich damit das Gefühl, konkret Kontrolle über meine Gesundheit zu erlangen. Rauchen, Alkohol, Fast-Food oder Ernährungsmangel kommen bei mir nicht vor. (30)

○ Ich versuche, mich möglichst gesundheitsbewusst zu verhalten, schaffe das aber oft nicht. Deswegen plagt mich auch das schlechte Gewissen und ich denke immer wieder daran, wie ich bestimmte Krankheiten begünstige. Das eine oder andere Glas Wein, den einen oder anderen Burger gönne ich mir, allerdings fühle ich mich danach manchmal schlecht. (20)

○ Ich achte nicht besonders auf einen gesunden Lebensstil und mache mir dafür auch keine Vorwürfe. (10)

○ Ich lebe gesund, weil es mir Spaß macht und sich gut anfühlt. Gelegentliche Sünden wie ein paar Bier oder ein Stück Sahnetorte gönne ich mir mit gutem Gewissen. (10)

Wenn Sie den Test durchgearbeitet haben, zählen Sie bitte die Punktzahlen, die jeweils in der Klammer hinter der Antwort, die Sie angekreuzt haben, stehen, zusammen. Ihre Addition präsentiert Ihnen dann ein Ergebnis, das irgendwo zwischen 140 und 420 liegt. Es ergeben sich drei Spektren, die mit unterschiedlich hoher Wahrscheinlichkeit auf eine tatsächlich manifeste Krankheitsangst hinweisen:

Auswertung

140–210:

Sie können sich vermutlich selbst denken: Bei Ihnen liegen keinerlei Anzeichen vor, dass Sie unter Krankheitsangst leiden könnten. Stattdessen pflegen Sie einen entspannten Umgang mit Ihrem Körper und sehen gelegentlich auftretende Unregelmäßigkeiten gelassen. Vermutlich lesen Sie diesen Ratgeber nicht als Betroffener, sondern weil Sie sich um eine nahestehende Person Gedanken machen. Dazu eine kleine Anregung: Spielen Sie den Test doch noch einmal durch, indem Sie jeweils die Antwort mit der höchsten Punktzahl wählen, und wagen Sie das Gedankenexperiment, sich in die Lage einer Person zu versetzen, bei der diese Antworten tatsächlich passen. So bekommen Sie einen kleinen Einblick, was es bedeutet, auf diese Weise den Alltag zu erleben – und Sie können Ihren Angehörigen/Bekannten möglicherweise noch besser verstehen.

211–350:
Sie beschäftigen sich grundsätzlich verstärkt mit Ihrer Gesundheit und Ihrem Körper und sind körperlichen Beobachtungen gegenüber sehr achtsam. Das führt dazu, dass Sie Veränderungen, Auffälligkeiten und Unregelmäßigkeiten auch schon bei niedriger Intensitätsschwelle wahrnehmen und sich dann – je nach Fall – intensiver Gedanken dazu machen. Das kann zum Teil zu einer Überaufmerksamkeit führen, bei der Sie Symptomen höhere Bedeutung beimessen, als sie tatsächlich verdienen, und schließlich Befürchtungen hegen, die der Lage nicht angemessen sind und die Sie dann über einen längeren Zeitraum hinweg besorgen und möglicherweise Ihre alltägliche Unbeschwertheit trüben. So kommt es auch zum einen oder anderen Arztbesuch, über den Sie selbst einige Zeit später wohl sagen würden: „Das war eigentlich unnötig, da hätte ich auch einfach noch einmal ein paar Tage abwarten können." Zusammengefasst lässt sich sagen: Sie erleben sicherlich immer wieder Momente oder Phasen, in denen Krankheitsängste Sie in einer Weise plagen, die der Realität nicht angepasst ist und Sie überflüssigerweise belastet. Doch in der Summe scheint ein vernünftiger Umgang mit Symptomen und Wahrnehmungen zu überwiegen und Sie sind in der Lage, sich beruhigen zu lassen, sachliche Informationen anzunehmen, Ihr Verhalten anzupassen, und erleben schließlich den Großteil Ihres Alltags ohne die Belästigung von Krankheitsängsten. Die Selbsteinschätzung, die Sie mittels dieses Tests erlangt haben, deutet nicht darauf hin, dass bei Ihnen eine ernstzunehmende psychische Störung vorliegt, dennoch gilt: Wenn Sie den Eindruck haben, dass Ihre Ängstlichkeit überhandnimmt, Ihre Befürchtungen sich ausweiten oder wenn Sie sich in Ihrem Alltagsleben davon eingeschränkt fühlen, sollten Sie auf jeden Fall ärztlichen Rat aufsuchen. Ansonsten eine Anregung: Denken Sie auch an die positive Seite Ihrer Achtsamkeit. Sollte sich einmal wirklich eine Krankheit entwickeln, stehen die Chancen gut, dass Sie Veränderungen frühzeitig bemerken. Davon abgesehen kann es Ihnen helfen, wenn Sie sich nach einer erfolgreich überstandenen Angst, die sich als unbegründet erwiesen hat, diesen harmlosen Ausgang bewusst vor Augen führen. Legen Sie eine aktive Gedankennotiz an mit dem Inhalt: „Ich sehe, da habe ich mich getäuscht und grundlos in etwas hineingesteigert. Das Symptom war wirklich merkwürdig und trotzdem hat sich alles in Luft aufgelöst - daran will ich das nächste Mal gezielt denken, wenn mich die nächste Sorge befällt."

351–420:
Die Angst vor Krankheiten spielt in Ihrem Leben ganz offensichtlich eine übergroße Rolle. Sorgen, ernsthaft erkrankt zu sein, die Wahrnehmung von Symptomen, die Beschäftigung mit Krankheiten und stark empfundene Ängste gehören bei Ihnen nahezu zum Alltag – und das ist zumindest Grund zur Sorge. Denn die von Ihnen ausgewählten Antworten beschreiben einen erheblichen Leidensdruck und alleine aus diesem Grund ist es absolut empfehlenswert,

sich fachärztlichen Rat zu suchen. Ganz gleich, wie eine mögliche Diagnose dann ausfallen wird – Ihre Schilderungen legen nahe, dass Sie derzeit ein vielfach sorgengeplagteres und angstbestimmteres Leben führen, als es eigentlich nötig wäre, und diesem Schicksal müssen Sie sich nicht ergeben. Gestatten Sie sich einen offenen Blick auf Ihre Angstempfindungen, gehen Sie den Test noch einmal durch, vergleichen Sie Ihr Erleben mit dem Erleben von Menschen, zu denen jeweils die Antwort mit der niedrigsten Punktzahl passt, und stellen Sie sich ein Leben mit dieser Entspanntheit vor. Wagen Sie den Schritt und sprechen Sie vielleicht im ersten Schritt mit Ihrem Hausarzt, wenn hier ein vertrauensvolles Verhältnis besteht, oder wenden Sie sich an eine psychologische Beratungsstelle oder direkt an einen Psychotherapeuten.

Dieser Test hat Ihnen vielleicht eine erste Einschätzung Ihrer tatsächlichen Situation ermöglicht und vielleicht denken Sie nun: „Gut, ganz so schlimm ist es bei mir noch nicht, ich bin wohl eher einfach ein ängstlicher Grundtyp." Oder Sie stellen fest: „Hm, mein alltägliches Erleben scheint schon sehr außergewöhnlich zu sein, vielleicht muss ich in Betracht ziehen, dass bei mir die Grenze zur krankhaften Angst schon überschritten sein könnte." Auch hat Ihnen möglicherweise der Einblick in die Einschätzungen, die andere Menschen in der jeweiligen Situation bestätigen würden, vor Augen geführt, wie Ihr eigenes Empfinden entweder von der gesunden Norm oder aber der tatsächlichen psychischen Störung abweicht. In jedem Falle gilt: Dieser Test ersetzt keinesfalls die Einordnung von Fachpersonal und Sie sollten von diesem Ergebnis keine Entscheidung abhängig machen. Die beste Faustregel ist: Wenn Sie Leidensdruck empfinden, wenn Sie bemerken, dass nachteilige Tendenzen sich verstärken, wenn Sie sich wünschen, Ihren Alltag in einem anderen geistigen Setting zu verbringen, oder wenn Sie sich einfach nur unsicher sind – fragen Sie bei einem Arzt nach.

Und wer ist dann der richtige Ansprechpartner? Die allererste Wahl ist ganz klar der Hausarzt. Vertrauen Sie sich ihm an, je nach Ihrem bisherigen Arztbesuch-Verhalten hat er möglicherweise ohnehin schon einen Verdacht in diese Richtung. Auch kann er Ihnen eine erste Einschätzung geben und helfen, zu beurteilen, wie weit sich Ihre Ängste auf einer Skala bereits dem krankheitswertigen Bereich angenähert haben. Dafür ist natürlich ein gewisses Vertrauensverhältnis von Vorteil. Es ist verständlich, dass Ihnen dieses Arztgespräch unangenehm ist und vielleicht deutlich schwerer fällt als die letzten Besuche, bei denen es um unklare Bauchschmerzen, Schwindel oder eine andere Befürchtung ging. Doch Sie können sicher sein, dass ein guter Hausarzt auf eine solche Offenbarung sehr einfühlsam und positiv reagieren wird – auch und vielleicht gerade dann, wenn Sie bei den letzten Terminen eventuell schon einmal den Eindruck hatten, ihm würde Ihre übertriebene Sorge auffallen und er würde Sie darauf hinweisen wollen, dass Ihnen eigentlich grundsätzlich nichts fehlt. Sollten Sie sich bei Ihrem Hausarzt aber gänzlich unwohl mit einem solchen Gespräch fühlen, dann ziehen Sie in Erwägung, dafür eine ganz neue Praxis aufzusuchen. Der Hausarzt wird Sie dann im Bedarfsfall an einen Psychiater, Psychotherapeuten oder Psychosomatiker überweisen. Wenn Sie keinen Hausarzt haben, dem Sie vertrauen, können Sie sich auch direkt an einen entsprechenden Facharzt wenden und einen Beratungstermin vereinbaren. Sie sollten dann jedoch auf jeden Fall darauf achten, an eine vertrauenswürdige Adresse zu gelangen. Suchen Sie je nach Ihrem Versichertenstatus einen Facharzt auf, der über offizielle, staatlich anerkannte Zulassungen verfügt. Sie können dafür auch bei Ihrer Krankenkasse nachfragen, ebenso gibt es Suchformulare für Therapeuten im Internet und auch telefonische Beratung. Wenn es schnell gehen muss bzw. Sie mit der Suche nach einem geeigneten Therapeuten überfordert sind, hilft Ihnen – sofern Sie gesetzlich krankenversichert sind – die Kassenärztliche Bundesvereinigung (KBV) weiter.

https://bit.ly/3wxcatm

Die KBV kann Ihnen über ihre Terminvermittlungsstelle in dringenden Fällen zeitnah einen ersten Termin bei einem Psychotherapeuten vermitteln, das klappt online (suchen Sie nach „KBV Terminservice") oder auch telefonisch unter der bundesweiten Rufnummer 116117.

Auch Ihr Hausarzt oder ein anderer Arzt kann über diesen Weg einen Termin für Sie buchen. Beachten Sie jedoch: Um diesen Service in Anspruch nehmen zu können, benötigen Sie in der Regel eine Überweisung. Ebenso können Sie einfach nach Praxen in Ihrer Nähe suchen und dort erfragen, ob diese geeignete Ansprechpartner für Ihre Situation sind. Augen auf: Die Bezeichnung „Psychotherapeut" ist in Deutschland zwar geschützt und weist also eine entsprechend qualifizierte Person aus, der Begriff der „Psychotherapie" hingegen darf auch anderweitig verwendet werden. Somit bieten auch manche Heilpraktiker etwas an, was sie als Psychotherapie bezeichnen, dies entspricht aber in der Regel nicht den Kriterien staatlich anerkannter Psychotherapie. Im besten Falle hilft es trotzdem, in vielen Fällen gibt es keinerlei Wirkung und im schlechtesten Fall macht inkompetentes Eingreifen die Sache noch schlimmer. Dazu kommt, dass gesetzliche Krankenkassen die Kosten für Heilpraktikerbesuche nicht übernehmen, Privatversicherer tun dies teilweise, jedoch sollten Sie sich in diesem Falle davor absichern.

Und wenn Sie gar nicht wissen, wo sie anfangen sollen: Auch psychologische Beratungsstellen, die es in den meisten Städten gibt, oder etwa der sozialpsychiatrische Dienst können eine erste Anlaufstelle sein, die Ihnen raten kann, wie Sie weiter vorgehen sollten.

Logik und Hypochondrie: Das passiert im Gehirn

Nach den ersten Einschätzungen, Grundinformationen und der Möglichkeit, sich selbst ein wenig auf den Hypochondrie-Zahn zu fühlen, wird jetzt der Schritt gemacht zu einer genaueren Betrachtung der Krankheitsangst im Hinblick darauf, wie sie sich im Alltag äußert, wie sie beeinflusst und einschränkt.

Wie der zugrundeliegende Mechanismus der Angst funktioniert, haben Sie bereits erfahren, nun soll eine Brücke geschlagen werden zum konkreten Ablauf im Gehirn, aber auch im ganzen Körper. Was passiert da alles konkret, was läuft in einem Betroffenen ab, wenn er die Angst vor der Krankheit erlebt?

Wie Angst entsteht, wissen Sie bereits, allerdings ging es dabei vornehmlich um die akute Angst, also die Schreckreaktion auf einen Eindruck, der dann zu Panik führt. Dies ist jedoch nicht das zentrale Problem bei Krankheitsangst. Zwar kann es durchaus vorkommen, dass ein Hypochonder auf einen plötzlichen Reiz wie leichtes Stechen in der Brust oder das Sehen eines Lichtblitzes mit genau dieser Angstreaktion – sekundenschnelle Antwort des Mandelkerns mit Befehl: Angstkette im Körper ablaufen lassen – reagiert, während gesunde Menschen die beiden Dinge viel entspannter zwar zur Kenntnis nehmen, jedoch nicht sofort einen Panikreflex erleben würden. Das Hauptproblem besteht jedoch in der abgemilderten, nicht akuten, dafür dauerhaften und zermürbenden Angst. Sie führt zu einem dauerhaft gesteigerten Erregungszustand, der letztlich für Körper und Seele Stress bedeutet.

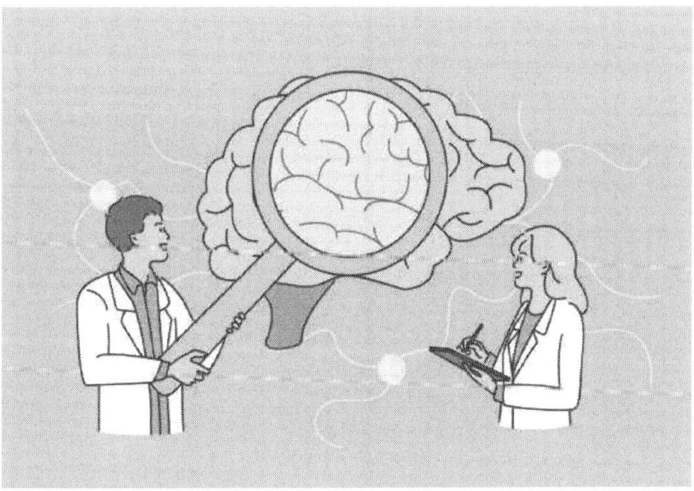

Der Betroffene verspürt also beispielsweise ein Druckgefühl im Kopf, hinter den Augen, im Stirnbereich. Er nimmt das wahr und reagiert sofort mit einer angstgefärbten Reaktion: „Kopfschmerzen? Komisch, das habe ich doch sonst nicht. Woher kommt das? Ich bin ja nicht krank, keine Erkältung oder so. Habe ich genug getrunken? Ja, daran kann es nicht liegen. Tut mir sonst etwas weh, habe ich einen verspannten Nacken? Nein, eigentlich nicht. Merkwürdig. Irgendetwas muss ja dahinterstecken, ohne Grund habe ich ja nicht auf einmal Schmerzen. Tja, das wäre natürlich ein typisches Symptom eines Gehirntumors." Hier zeigen sich sehr deutlich zwei entscheidende Fehlannahmen des auf Krankheitsangst programmierten Gehirns: Erstens gibt es noch zahlreiche weitere, völlig harmlose und weit verbreitete Auslöser für Kopfschmerzen als die, die dem Betroffenen einfallen, und zweitens – doch, genau das gibt es, man kann ganz ohne feststellbaren Grund mit einem Mal Schmerzen verspüren, das ist sogar gar nicht selten. Der Hypochonder hat nun seinen Fokus auf diesen Kopfschmerz gerichtet und da bleibt er auch: Das Gehirn hat sich an ein Muster gewöhnt, bei dem körperliche Symptome mit Angst verbunden werden, und so wird die Empfindung nun mit dauerhafter Aufmerksamkeit bedacht. Der Betroffene beschäftigt sich entweder aktiv damit, indem er es konzentriert wahrnimmt und versucht, Details zu spüren, seine Erfahrungen nach vergleichbaren Erlebnissen durchforstet, die Schreckensliste an Krankheiten durchgeht, für die es ein Zeichen sein könnte, oder etwa im Internet recherchiert, oder aber er befasst sich nicht konkret damit, sondern verschiebt es in seine Bewusstseinsperipherie. Ganz vergessen kann er es jedoch nicht, der Gedanke an das Gefühl – selbst, wenn das Gefühl längst wieder abgeklungen ist oder eine Pause macht – ist präsent und löst dauerhafte Nervosität aus, in schwankender Intensität. Der Arbeitstag verläuft dann zum Beispiel folgendermaßen:

Der Betroffene spricht mit einem Kollegen den aktuellen Auftrag durch, das fordert seine Aufmerksamkeit, sodass er die Angst vor dem Gehirntumor weiter von sich wegschiebt, doch ganz entspannt ist er nicht, es bleibt eine Grundanspannung, die ihn ernster, unruhiger, vielleicht auch gereizter macht. Anschließend bearbeitet er ein paar Details zu besagtem Auftrag alleine an seinem Computer. Hier ist die von außen erzwungene Ablenkung geringer, die Gedanken wandern zurück zu dem Kopfschmerz und Grübeln, das Checken von Symptomen und das Erinnern an Artikel, Berichte etc. können leicht überhandnehmen. Das stört natürlich Konzentration und Arbeitsleistung, so dauert das Erledigen der Aufgaben länger als nötig, eventuell schleichen sich sogar Fehler ein. Die ständige Sorge schlägt auf die Allgemeinverfassung: Der Betroffene fühlt sich erschöpft, müde, vielleicht schwach, unruhig oder angespannt, was ihm die weitere reibungslose Bewältigung seiner Arbeit erschwert. Möglicherweise kommt es auch zu einer falschen Rückkopplung: „Ich fühle mich so abgeschlagen, erschöpft irgendwie. Das ist doch ein Zeichen. Ja, und wenn ich dann noch an den Kopfschmerz denke, dann hängen die beiden Dinge doch sicher zusammen. Etwas stimmt nicht mit mir. Entdecke ich noch andere Symptome?"

Die Aufmerksamkeit gegenüber körperlichen Empfindungen ist nun auf einem Hochpunkt, gleichzeitig tut der nun schon über einen längeren Zeitraum empfundene Stress sein Übriges: Das Herz schlägt schneller oder fester, die Atmung ist nicht mehr ruhig und tief, vielleicht kommt es zu verstärktem Schwitzen, Muskeln verspannen sich und lösen womöglich latente Schmerzen aus. Die Wahrnehmung dieser Veränderungen beunruhigt den Betroffenen noch zusätzlich, irgendwann ist er so unruhig, dass er nicht mehr an seiner Arbeit sitzen kann. „Kurz mal aufstehen, mal ins Bad gehen oder eine Runde über den Hof drehen" – eigentlich gute Ideen, doch zu wirklicher Beruhigung führen sie nicht. Irgendwann ist der Arbeitstag vorbei und eigentlich stünde ein nettes Treffen mit ein paar Bekannten auf dem Plan. Doch danach ist dem Angstgeplagten nun eigentlich so gar nicht zumute: Er kann sich nicht vorstellen, in fröhlicher Runde locker und entspannt zu sein, er weiß, dass ihm die Angst im Nacken sitzen wird und ihm keine Ruhe lassen wird, also sagt er die Verabredung lieber gleich ab.

Es bringt ja nichts, zwischen ausgelassenen Freunden zu sitzen und die ganze Zeit seine Angst zu verbergen, womöglich würden sie die gedrückte Stimmung auch bemerken und nachfragen – vernünftiger, gleich nach Hause zu gehen. Dort warten hoffentlich ein bisschen Ruhe und außerdem der Partner. Und mit dem will der Betroffene unbedingt über seine Wahrnehmung sprechen, denn mittlerweile fühlt er sich wirklich nicht mehr gut und ist sich sicherer denn je, dass etwas nicht stimmt. Werden die Befürchtungen dann nervös mit dem Partner geteilt, gibt es unterschiedliche Reaktionen: Im schlimmsten Falle reagiert der Partner genervt und vorwurfsvoll, da ihm das Muster an unbegründeten Ängsten nur allzu gut bekannt und längst auch für ihn zur Belastung geworden ist. Läuft es etwas besser, reagiert der Partner freundlich und einfühlsam, verweist jedoch sofort darauf, dass es sich hierbei nur um eine erneute Angstreaktion handelt, hinter der nichts Körperliches steckt. Vielleicht bemüht er sich auch, die Sorgen des Betroffenen mit vernünftigen Argumenten zu zerstreuen, und zählt etwa all die harmlosen möglichen Auslöser auf, beschreibt, wie er selbst erst vor wenigen Tagen genau solch einen Kopfschmerz erlebte, verweist darauf, dass Gehirntumore extrem selten sind und, wenn vorhanden, mit noch viel stärkeren Beschwerden einhergehen.

Eventuell mildert dies die Angst sogar für einen Moment, zur wirklichen Befreiung kommt es jedoch nicht: Dem Betroffenen fallen zahlreiche Aspekte ein, die gegen eine harmlose Erklärung sprechen, und die wahrgenommene Bedrohung überwiegt letzten Endes. Der Tag wird in Unruhe zu Ende gebracht, der Appetit fällt weg und so wird vielleicht nur lustlos ein wenig Brot geknabbert, der Fernseher läuft, um Ablenkung zu bringen, doch auch das klappt kaum: Die Gedanken kreisen um den Gehirntumor. Irgendwann kommt die Nacht, manche Betroffenen schlafen schlecht, weil die Sorgen präsent sind, andere vergessen zumindest für einige Stunden ihre Angst, doch am nächsten Morgen ist sie meist schnell wieder zurück. Dann geht das Ganze von vorne los, unter immer ungünstigeren Vorzeichen, denn der Stress dauert nun schon länger an, seine Folgen werden stärker und das Gehirn hat sich schon bestens eingerichtet im ständigen Kreisen um den Kopfschmerz.

So sieht für viele Betroffene der Alltag mit Hypochondrie aus, meistens mit Schwankungen in der Intensität des Leidensdrucks. Panische Schreckmomente kommen auf, wenn der Schmerz sich zurückmeldet, dann wieder rückt die Angst weiter in den Hintergrund, wenn man besondere Ablenkung erfährt oder lange nichts davon gespürt hat, vielleicht gibt es Momente freudiger Überraschung, die die Sorgen kurz vertreiben, doch allgemein herrscht im Leben eine „Hintergrundbeleuchtung" von Angst, Unruhe, Angespanntheit, Gereiztheit, Nervosität oder auch Lustlosigkeit, Traurigkeit und Resigniertheit. Meist gibt es bei Hypochondern auch unterschiedliche Phasen im größeren Maßstab, das heißt, eine Zeit lang entdecken Sie beinahe jeden Tag eine neue Furcht, wohingegen irgendwann eine Periode kommt, in der die Ängstlichkeit weniger oft und stark zutage tritt.

Dieser Dauerzustand bringt natürlich Folgen mit sich, nicht zuletzt körperliche. Wer sehr ängstlich ist bzw. dauerhaft Angst hat, der erlebt letztlich körperliche Symptome von Stress. Dabei ist der Adrenalinspiegel im Blut generell erhöht, mit langfristig schädlichen Auswirkungen, die mittlerweile weithin bekannt sind. Ängste, die langfristig plagen, und somit erhöhte Adrenalinspiegel können irgendwann – je nach Intensität – eine Reihe konkreter und teils erheblicher physischer Folgen haben. Da sind zum einen Probleme im Bereich der Verdauung, denn der Darm steht tatsächlich in engem Austausch mit dem zentralen Nervensystem. Die Stresshormone, mit denen der Körper geflutet wird, erreichen nämlich auch die Darmwand und hier sorgen sie dafür, dass dort Nervenzellen aktiviert werden. Das äußert sich dann von Mensch zu Mensch unterschiedlich: Die einen reagieren mit Durchfall, die anderen leiden unter Verstopfung, Blähungen oder generellem Unwohlsein. Auch das Herz bleibt nicht unbeeinflusst. Herzrhythmusstörungen oder Herzrasen können die Folge sein, manche Patienten berichten auch von Engegefühlen im Brustraum oder erleben sogar Atemnot. Schweißausbrüche, verstärktes Schwitzen und zitternde Muskulatur zählen ebenfalls zu den Symptomen, die auftreten können. Darüber hinaus wird beobachtet, dass manche Patienten Gewicht verlieren, durch blasse Gesichtsfarbe auffallen und in manchen Fällen Kalium- und Magnesiumspiegel nicht hoch genug sind. Und schließlich sind Beschwerden weit verbreitet, die auch in den Bereich der Psyche hineinspielen, dazu zählen insbesondere innere Unruhe, Schlafprobleme, Konzentrationsstörungen und manchmal auch Essstörungen. Und schließlich wird auch das ganze System Körper in Mitleidenschaft gezogen, denn Dauerangst bzw. -stress führt erwiesenermaßen dazu, dass Menschen für Infekte, wie etwa Erkältungen, Magen-Darm-Infekt und Ähnliches, anfälliger sind, sich häufig mit kleinen, leichten Erkrankungen herumplagen und kränkeln.

Wenn Sie sich das alles vor Augen führen, wird eine Sache sehr deutlich: Krankheitsangst an sich ist tatsächlich eine Krankheit, und zwar eine mit vielfältigen, teils gravierenden Folgen. Sie sollte deswegen nicht auf die leichte Schulter genommen werden – nicht von den Betroffenen, für die in dieser Krankheit ironischerweise mehr reelle Bedrohung liegt als in den zahlreichen Erkrankungen, die sie fürchten, und auch nicht von nahestehenden Personen, die eventuell dazu neigen, das Ganze zunächst als Spleen oder Marotte abzutun.

Wie das Leben mit Gesundheitsängsten aussehen kann

Dieses Kapitel ist nun insbesondere spannend für Menschen, die nicht selbst betroffen sind oder etwa als Partner täglichen, direkten Einblick in das Leben eines Menschen mit Krankheitsangst haben. Welche Symptome diese Störung mit sich bringt, das wissen Sie nun bereits, und Sie haben auch eine Vorstellung davon entwickelt, wie belastend die akute Angst sein kann. Was noch fehlt, ist der Blick auf das große Ganze: Denn selbst wer als empathischer, interessierter Cousin, Freund, Bruder oder Kollege ein Gefühl dafür bekommen hat, wie quälend und bestimmend die Sorgen sein können, der kann sich oft noch nicht wirklich ausmalen, was die Krankheitsangst mit dem ganzen Leben macht – und zwar in jedem wichtigen Bereich. Wie schwer die Beeinträchtigungen sind, variiert von Mensch zu Mensch und ist abhängig davon, wie stark die Hypochondrie ausgeprägt ist, wie stabil beispielsweise das soziale Umfeld ist, wie leicht es Betroffenen gelingt, ihre Ängste zeitweise auszublenden, wie fordernd der Alltag ist, und von vielen weiteren Faktoren. Auch erleben längst nicht alle Hypochonder in allen Lebensbereichen signifikante Einschränkungen, deshalb ist es umso wichtiger, genau hinzuschauen, um verstehen zu können, in welche Winkel des Lebens die Angst vor der Krankheit sich erstreckt.

Da ist zunächst einmal das Thema „Beruf“. Eine Arbeit, die Freude bereitet, eine positive Herausforderung ist, gutes Kollegen-Umfeld bietet und nicht als stressend empfunden wird, kann ein stabilisierender Faktor sein, der Betroffene ein Stück weit im Leben und in der Realität „verankert“. Das gilt vor allem, wenn die Krankheitsangst sich nicht so stark auswirkt, dass sie die Ausübung des Berufes beeinträchtigt, und das kann durchaus der Fall sein. Im schlimmsten Fall werden Betroffene arbeitsunfähig, insbesondere, wenn das Problem gemeinsam mit Panikstörungen, Angststörungen oder Depressionen auftritt und so eine geregelte Arbeit zumindest vorübergehend unmöglich macht. Doch auch unterhalb dieser Schwelle leidet das Berufsleben häufig unter der Krankheitsangst. Die fehlende Fähigkeit, sich wirklich auf die Arbeit zu konzentrieren, und daraus resultierende Fehler oder mangelhafte Leistungen, fehlende Energie, sich richtig einzubringen, häufige Krankmeldungen und Fehlzeiten oder auch mangelnde Stressresistenz können zu Nichtverlängerungen führen, möglicherweise Kündigungen nach sich ziehen oder zumindest dem eigentlich verdienten Erfolg und Aufstieg im Wege stehen. Auch verlieren Betroffene mitunter die Freude an einem Job, den sie zuvor eigentlich sehr gerne ausgeübt haben – doch das ständige gedankliche Kreisen um die körperliche Gesundheit lässt keinen Raum mehr für die berufliche Leidenschaft und so manche Arbeit verkommt dann zur bloßen Last.

Und schließlich gibt es auch besondere Fälle: Betroffene, die in Gesundheitsberufen arbeiten. Ob als Arzt, Pfleger oder Sanitäter, wer jeden Tag in der Realität mit den Dingen konfrontiert wird, um die die eigenen Ängste kreisen, für den kann die tägliche Arbeit zum Dauer-Trigger werden, der eine Berufsausübung nicht mehr zulässt.

Berufliche Erfüllung ist zwar wichtig, noch wichtiger ist jedoch für die meisten Menschen ihr Beziehungsleben und auch das kann von Krankheitsangst erheblich in Mitleidenschaft gezogen werden. Das Leiden unter der Furcht ist schließlich in den allermeisten Fällen ein langjähriger Prozess, denn man schätzt, dass es durchschnittlich etwa zehn Jahre dauert, bis ein Hypochonder endlich die psychologische Behandlung erhält, die er benötigt – viele Jahre also, in denen die Angst immer stärker in den Mittelpunkt des Lebens rückt und auch auf den Partner und die Familie immer größere Auswirkungen hat. Wenn sich zu Beginn die ersten Ängste bemerkbar machen, reagieren die meisten sehr verständnisvoll. Natürlich, denn wer zum ersten Mal Symptome an sich bemerkt, die ihn besorgen, der fällt damit noch nicht auf und so ist für die Partner das Mit-Sorgen zunächst normal – auch, wenn sie selbst dem Problem vielleicht weniger Aufmerksamkeit schenken würden. Mit der Zeit jedoch gleitet die Gesundheitsangst immer stärker in eine Richtung ab, die dem außenstehenden und zugleich sehr nahestehenden Partner zunehmend unnormal erscheinen. Die Reaktion darauf kann unterschiedlich ausfallen: Der eine spricht seinen Partner offen darauf an, dass ihm die Ängste irrational und überzogen scheinen, der andere reagiert irgendwann genervt, der Dritte versucht gebetsmühlenartig, mit Vernunft und Fakten gegen die Angst anzukämpfen – in jedem Falle ist es jedoch ein Kampf, und zwar einer, der auf Dauer ganz schön zermürbend sein kann.

Die Angst wird zum zentralen Inhalt der Partnerschaft, unbeschwerte gemeinsame Zeit mit tollen Erlebnissen wird durch Sorgen und Niedergeschlagenheit unmöglich, das ständige Kreisen um Krankheit und Tod belastet auch den Partner, der eigentlich kein grundsätzliches Problem mit der Thematik hat, und nicht zuletzt ist es für den unbetroffenen Teil oft schwer, mit anzusehen, wie der geliebte Mensch dauerhaft leidet. Oft wird der Partner auch auf die eine oder andere Weise „hineingezogen" in die Angstangelegenheit, etwa, wenn er ständig um Rückversicherung und Beruhigung gebeten wird. Der eine gibt sich immer und immer wieder geduldig und wird dabei stets verzweifelter, weil seine Bemühungen natürlich keine Früchte tragen, sondern stets nur für ganz kurzfristige Entspannung sorgen, der andere möchte mit aller Kraft der Vernunft dagegenhalten, weigert sich, das „Rückversicherungs-Spiralen-Spiel" mitzuspielen, und muss dafür nicht selten den Zorn des Hypochonders über sich ergehen lassen, der im Tunnel seiner Angst nur wahrnimmt, dass der Partner ihm die wichtige Beruhigung vorenthält. Auch machen Betroffene ihren Partnern nicht selten Vorwürfe, dass diese sie nicht ernst genug nähmen, und sorgen so für zusätzliche Frustration bei dem Beziehungspart, der klar sieht, dass hier eigentlich ein großes Problem besteht. Egal, welche Dynamik sich entwickelt, die Dauerangst wird zu einer starken Belastung der Partnerschaft, insbesondere, wenn auch Liebe, Sexualität und körperliche Nähe angesichts der Krankheitsangst völlig in den Hintergrund rücken. Eine ganz neue Qualität erhält diese Belastung, wenn der Hypochonder in seiner Verzweiflung irgendwann zu Tabletten, Alkohol oder Ähnlichem greift und eine zusätzliche Suchtproblematik die Beziehung bestimmt. Es gibt viele Partnerschaften, in denen der Partner ein wertvoller Stabilitätsanker ist und letztlich auch der Faktor, der den Impuls gibt, sich endlich tatsächlich Hilfe zu suchen, es gehört jedoch ebenso zur Wahrheit, dass längst nicht jede Beziehung einer solchen Zerreißprobe standhält – und für den Betroffenen kommen dann zu seiner Krankheitsangst noch die enorme emotionale Belastung einer Trennung und die zukünftige Einsamkeit mit den Angstgedanken dazu.

Und wie sieht's mit der Familie aus? Je nach familiärer Situation kann die Krankheitsangst eines Familienmitglieds großen Einfluss nehmen und auch für andere Mitglieder Probleme mit sich bringen, manchmal sogar langfristige. Eine komplizierte Konstellation ergibt sich oft, wenn ein Elternteil betroffen ist, denn dann wird die Hypochondrie auch für die Kinder zum Thema. Zum einen bekommen Kinder – ob klein, im Kindergarten oder schon Teenies – ganz genau mit, was bei ihren Eltern so los ist, egal, wie sehr die Erwachsenen sich um Zurückhaltung und Verbergen bemühen. Angst ist eine der Emotionen, die sich äußerst schlecht verstecken lassen und die sich Kinder leicht von den Eltern „abschauen". Die Panik der Mutter, die ständige Angst des Vaters, das kontinuierliche Kreisen um die Gesundheit und der ständige Eindruck, schwere Erkrankungen lauerten eigentlich hinter jeder Ecke, all das nehmen Kinder wahr und sie übertragen es nicht selten auf sich. Denken Sie kurz zurück an das Kapitel zu Entstehung & Risikofaktoren: Eltern mit übertriebener Gesundheitsangst oder generell betont ängstlichem Lebens- bzw. Erziehungsstil sind ein Risikofaktor für die Entstehung von Hypochondrie – und das gilt ebenso für viele andere Angstproblematiken. Für Kinder bedeutet die Hypochondrie eines Elternteils also nicht selten, dass auch sie selbst einen problematischen Zugang zu Gesundheit, körperlichen Wahrnehmungen und Krankheiten entwickeln. Darüber hinaus ist es für sie belastend, ständig mitzuerleben, wie die Angst das Leben von Mama oder Papa definiert, und Rückzug, Bedrücktheit, Grübeln oder Sorgen können die Folgen sein.

Natürlich gibt es auch den umgekehrten Fall: Ein Kind, dann meist bereits ein Teenager oder junger Erwachsener, ist von Krankheitsangst betroffen und fordert damit das Familienleben stark heraus. Auch hier wird die ständige Angst schnell zum Mittelpunkt, um den das Familienleben kreist, mit überforderten, manchmal auch frustrierten oder genervten Geschwistern sowie Eltern, die nicht wissen, wie sie mit den Ängsten umgehen und allen Kindern gleichzeitig gerecht werden sollen – und natürlich auch mit der elterlichen Unsicherheit, ob nicht womöglich wirklich eine schwere Erkrankung beim Kind übersehen werden könnte.

Im erweiterten Familienkreis Erwachsener kann die Krankheitsangst in unterschiedlichem Ausmaß ebenfalls zum Problem werden, abhängig davon, welch enge Verbindung zwischen den Familienmitgliedern besteht. Tanten, Cousins, Schwager, erwachsene Geschwister haben oftmals zumindest anfangs weniger Verständnis für den Betroffenen, da sie die Dimension der Ängste im Alltag nicht miterleben. Für sie ist es dann oft „Tante X“ oder „Cousin Y“, die bzw. der mal wieder von nichts anderem reden kann als Krankheit und Tod und die bzw. den sich dann auch niemand unbedingt als Gesprächspartner beim Festessen wünscht. Das ist natürlich nachvollziehbar, für Betroffene jedoch oft umso schmerzlicher, denn sie erleben Ablehnung, vielleicht auch Spott oder Ungeduld, merken, dass sie von nahestehenden Menschen als Belästigung wahrgenommen werden, und reagieren dann – kaum überraschend – oft mit Rückzug. Auch diejenigen, die vor anderen Menschen nicht über ihre ständigen Gesundheitssorgen sprechen, können jedoch meist nicht verhehlen, dass es ihnen nicht gut geht: Die Familie merkt, dass etwas sie belastet, dass die Stimmung gedrückt ist und der Betroffene unglücklich erscheint. Werden Nachfragen dann abgebügelt oder mit Ausreden beantwortet, so zucken Angehörige dann oft irgendwann mit den Schultern und haken die Sache ab, nach dem Motto: „Tante X ist halt so“ – als fröhlicher Gast bei Festen oder als beliebter Sitznachbar wird sie dann nicht unbedingt gesehen. All das geht an den Betroffenen selbstverständlich nicht einfach vorbei, sie spüren genau, wie sie wahrgenommen werden, und ziehen sich oft mehr und mehr zurück, was einen fatalen Kreislauf aus Einsamkeit, Ängstlichkeit und Fixiertheit auf sich selbst und seine Wahrnehmungen nur weiter befeuert.

Ganz ähnlich geht es oft im Freundeskreis zu, nur dass dort die Verbindlichkeiten noch weit weniger ausgeprägt sind. Während man Familienmitgliedern oft in irgendeiner Form die Treue wahrt und versucht, eine Verbindung aufrechtzuerhalten, gilt für viele Freundschaften oder Bekanntschaften eher, dass sie sich auch wieder auflösen können.

Kollegen und Bekannte reagieren irgendwann gereizt oder zumindest verständnislos, wenn sich Gespräche ständig um Krankheiten drehen.

> „Denk doch mal an was anderes, komm doch mal wieder ein bisschen runter“ – die Aufforderung ist verständlich, doch die Betroffenen können dem nicht nachkommen.

Auch hier ist Rückzug häufig, der Hypochonder will nicht als Spaßbremse gelten und den anderen die Stimmung verderben, gleichzeitig schafft er es nicht, sich genug von seinen Sorgen zu lösen, um zumindest zeitweise entspannt seinen Spaß zu haben. Verabredungen werden abgesagt, er geht früher nach Hause, entschuldigt sich mit Unpässlichkeit und je länger die Krankheitsangst andauert und je weiter sie fortschreitet und sich intensiviert, desto mehr fallen soziale Kontakte irgendwann völlig unter den Tisch.

So verständlich die Reaktionen des sozialen Umfelds sein mögen, so verheerend sind sie für die Betroffenen: Zu ihren quälenden Ängsten kommt noch die Scham dazu, die Scham einerseits, offenbar für geliebte Mitmenschen eine Belastung zu sein, jedoch auch die Scham darüber, dass mit ihnen selbst offensichtlich etwas nicht stimmt. Mit jedem Sozialkontakt, der wegfällt, fällt auch eine Quelle der Ablenkung, der Freude, der frischen Gedanken und gemeinsamen Erlebnisse weg und der Hypochonder kann immer ungehinderter immer tiefer in den Strudel seiner Ängste gesaugt werden. Dazu paaren sich dann mit gesteigerter Wahrscheinlichkeit zusätzliche psychische Probleme, wie etwa Depressionen oder auch andere Angststörungen, die in Einsamkeit und Isolation beste Bedingungen finden, sich auszubreiten. Zudem fällt auch jedes Mal eine Möglichkeit weg, den Ausstieg aus dem Angstkarussell zu finden: Denn Freunde, Kollegen oder Verwandte sind unbeteiligte Außenstehende mit weitgehend ungetrübtem Blick und irgendwann, wenn auch der Leidensdruck hoch genug ist, können sie diejenigen sein, die sagen: „Pass auf, ich meine es gut mit dir: Mit dir stimmt etwas nicht, ich beobachte, wie du dir dein Leben mit jedem Tage schwerer machst – gehe jetzt endlich wohin und hole dir Hilfe!" Nicht selten braucht es einen solchen Anstoß im richtigen Moment, dass der Angstgeplagte es schafft, zu sagen: „Mein Cousin hat völlig recht. So geht es nicht weiter, jetzt muss ich etwas tun."

All das zeigt deutlich, dass der Verlust von sozialen Kontakten – ob Arbeit, Freundeskreis, Familie oder Partnerschaft – für Hypochonder eine enorme Verschlechterung ihrer Situation bedeutet. Doch es kann zum Glück auch anders laufen und wenn Sie als Nichtbetroffener dieses Buch schon einmal zur Hand genommen haben, ist dies das beste Zeichen. Offensichtlich wollen Sie verstehen, nachvollziehen können, die betroffene Person liegt Ihnen am Herzen und Sie möchten eben nicht einfach den Kontakt verlieren, weil das Verhalten des Betroffenen Sie bisweilen überfordert. Wie wertvoll es ist, wenn Sie dranbleiben und nicht aufgeben, davon haben Sie in diesem Kapitel eine Idee bekommen und in einem späteren Teil des Buches erfahren Sie dann noch konkret, wie Sie am besten helfen, unterstützen oder auch einfach nur „dabei bleiben" können.

Wege aus der Angst – So können Sie selbst aktiv werden

Wenn Sie selbst betroffen sind, ist diese Frage wohl die spannendste und wichtigste für Sie: Was können Sie denn nun gegen die Angst tun? Die erfreuliche Antwort darauf lautet: Eine Menge – sie kommt jedoch nicht ohne ein „Aber" daher. Denn bevor Sie nun Tipps, Tricks und Strategien kennenlernen, mit denen Sie daran arbeiten können, langsam wieder Herr im Hause Ihrer Gedanken zu werden, ist es wichtig, sich neben den Möglichkeiten vor allem auch die Grenzen deutlich vor Augen zu führen. Deshalb zunächst kurz und knapp: All die Maßnahmen ersetzen niemals eine professionelle Therapie. Es handelt sich zwar um praxiserprobte Methoden, die generell gegen Ängste eingesetzt werden können, aber sie reichen keinesfalls aus, eine therapiebedürftige Angststörung zu behandeln oder gar zu heilen. Das heißt jedoch nicht, dass sie nicht hilfreich sind. Wenn Sie etwa zu den Menschen gehören, die keine diagnostizierbare, behandlungsbedürftige Hypochondrie aufweisen, sondern „nur" etwas besorgter, ängstlicher und aufmerksamer sind, dann können diese Tipps Ihnen gute Impulse geben, Ihre Ängste besser in den Griff zu bekommen bzw. im Akutfall beruhigend auf sich selbst einzuwirken. Und wenn Sie tatsächlich unter diagnostizierter Krankheitsangst leiden, dann können die Übungen und Maßnahmen möglicherweise eine sinnvolle Ergänzung zu therapeutischer Intervention darstellen. Allerdings könnte bei manchen Anregungen auch das Gegenteil der Fall sein, wenn Sie beispielsweise wegen Angst- und/oder depressiven Erkrankungen in Behandlung sind, so ist es möglicherweise kontraproduktiv, in Eigenregie etwa Expositionsübungen ausprobieren zu wollen. Handeln Sie hier nicht eigenmächtig, sondern sprechen Sie sich unbedingt mit behandelndem Personal ab: Fragen Sie, ob die Techniken für Sie in Ordnung sind, bzw. überlassen Sie es einem Fachmann, festzustellen, ob Sie tatsächlich unter Hypochondrie leiden oder einfach ängstlicher sind.

Wenn Sie nun selbst aktiv werden wollen, dann können Sie das auf vielerlei Art tun. Die Möglichkeiten dazu sollen in den nächsten Kapiteln untergliedert dargestellt werden in drei Kategorien: grundsätzliche Strategien gegen die Dominanz von Angst in Ihrem Empfinden, Techniken und Methoden, die abseits der konkreten Beschäftigung mit der Krankheitsangst für verstärkte Entspannung und Ausgeglichenheit sorgen, sowie Soforthilfemaßnahmen für das akut angstaufgepeitschte Gehirn.

Die Angst verlernen: Das Denken in neue Bahnen leiten

Wenn Sie versuchen, sich daran zurückzuerinnern, wie das eigentlich alles begann mit Ihrer Hypochondrie, dann stellen Sie vermutlich fest, dass das Ganze sich langsam entwickelt hat. Die wenigsten Betroffenen sind eines Tages voller Krankheitsangst aufgewacht, sondern meistens schleicht sich die übermäßige Sorge um die eigene Gesundheit langsam, Schritt für Schritt und unaufhörlich ins Leben der Betroffenen ein. Vielleicht erinnern Sie sich noch daran, wie Sie das erste Mal auf ein Symptom intensiver reagiert haben als zuvor, aufmerksamer und langfristiger darauf geachtet haben und wie Sie vielleicht selbst davon überrascht waren, wie schwer es Ihnen gefallen ist, die Gedanken daran wieder loszuwerden. Und wahrscheinlich erinnern Sie sich dann auch daran, dass bei der nächsten ungewöhnlichen Körperempfindung auf einmal ein ganz ähnliches Programm in Ihrem Kopf ablief – dass Sie „Kleinigkeiten" nicht mehr einfach mit einem Achselzucken erst einmal in den Hintergrund schieben konnten, sondern dann Symptome auf einmal eine immer größere Rolle in Ihrem Alltag eingenommen haben. Das Angstempfinden, das haben Sie gewissermaßen erlernt, und dabei hat sich sogar Ihr Gehirn verändert. Der Angstvorgang in Ihnen läuft immer automatischer ab, da Sie neuronale Verknüpfungen, also quasi Verbindungsstraßen in Ihren Gehirnzellen, ausgebaut haben, die immer einfacher und selbstverständlicher aktiviert und genutzt werden, je öfter Sie sie verwenden.

Prinzipiell bedeutet das nichts anderes als Lernen, also eine fantastische Eigenschaft unseres Gehirns, doch zum Pech des modernen und ziemlich sicher lebenden Menschen gehören Angstangelegenheiten zu den Dingen, die wir ganz besonders gut lernen. Warum das so ist, das wissen Sie bereits aus dem Kapitel zum Thema „Was passiert bei Angst im Gehirn?" – es war in früheren Zeiten – und ist es zum Teil noch heute – schlicht überlebensnotwendig. Ihre Krankheitsangst mit all den bei Ihnen dazugehörigen Reaktionen ist also zur Gewohnheit geworden, somit ist Ihre eigentliche Aufgabe, sich das Ganze wieder abzugewöhnen. Denn Angst lässt sich auch wieder „verlernen", in der Psychologie spricht man von „Extinktion". Das ist zwar leider nicht so einfach, denn es gibt nach allem, was die Wissenschaft bisher weiß, keine Löschtaste, die Sie etwa drücken könnten, um den im Gehirn entstandenen Angst-Erinnerungs-Pfad einfach wieder auszulöschen. Was es stattdessen braucht, ist gewissermaßen eine Alternativroute. Sie können sich Ihre Krankheitsangst ein bisschen wie Wanderpfade vorstellen.

Da gibt es Wege, die werden oft genutzt, sie sind ausgetreten, leicht und schnell zu erreichen, die Route kennen Sie im Schlaf und so nehmen Sie diesen Weg ganz automatisch. Auf diesem Pfad in Ihrem Gehirn sind dann sozusagen Ihre Gedanken unterwegs, wenn Sie wieder irgendeine körperliche Wahrnehmung haben, die Ihnen außergewöhnlich erscheint: Zack, sofort biegen Sie auf den tausendmal entlanggelaufenen Pfad der Angst ab, Schreckmoment, Herzklopfen, Hitzewelle, klammes Gefühl in der Brust und alles, was bei Ihnen so zum Schreckensrepertoire dazugehört, laufen ab. Ihnen fallen sofort all die bedrohlichen Erkrankungen ein, für die Ihr Gefühl ein Symptom sein könnte, und schon stecken Sie mittendrin in dem Strudel aus Aufmerksamkeit, Angst, Ruhelosigkeit und Katastrophendenken.

Das wirklich Dumme daran: Je öfter Sie das erleben, desto mehr verfestigt sich das Muster, also je öfter Sie diesen Pfad entlanggehen, desto selbstverständlicher nehmen Sie Ihn auch beim nächsten Mal, ja, Ihnen fällt gar nicht mehr ein, einen anderen Weg zu wählen, Sie kennen gar keinen anderen, in Ihrem Gehirn existiert keine Alternativroute. Also müssen Sie sich einen solchen Weg bauen und das geht tatsächlich: Sie legen im Gehirn eine Alternativroute an, pflastern sich also eine neuronale Schnellstraße, die idealerweise viel angenehmer zu befahren und auch noch leichter zu erreichen ist. Dr. Nicolas Singewald, Neuropharmakologe an der Universität Innsbruck, forscht zu genau diesem Thema und bezieht sich dabei auf das, was Sie bereits aus dem Kapitel zur Angstfunktion wissen: Amygdala, Hippocampus und präfrontaler Cortex spielen dabei entscheidende Rollen. Die Amygdala ist der direkte Ansprechpartner für die Angst, der Hippocampus merkt sich eifrig jede Furchterfahrung und legt ein sorgfältiges Verzeichnis an, um Gefahren und Ängste nur ja nicht zu vergessen, und der präfrontale Cortex ist für die Bewertung zuständig – und wird damit zu einem Schlüsselelement für das Extinktionslernen. Laut Dr. Singewald stellt sich auf diese Weise im Idealfall eine Art Gleichgewicht im Gehirn ein: Solange Ausgeglichenheit besteht, kann der Angstpatient recht entspannt und gut leben, ohne von seinen Ängsten beherrscht zu werden, in Stressmomenten oder -phasen allerdings greift das Gehirn schnell wieder auf das Angstgedächtnis zurück. Deshalb ahnen Sie bereits: Ein möglichst stressfreies und ausgeglichenes Alltagsleben mit gesunden, zu Ihnen passenden Routinen und Rhythmen ist unverzichtbar für langfristiges Wohlbefinden trotz Hypochondrie und aus diesem Grund entdecken Sie im nächsten Kapitel jede Menge Strategien, Anregungen und Praxisübungen, um Ihrem inneren Buddha zum Erblühen zu verhelfen.

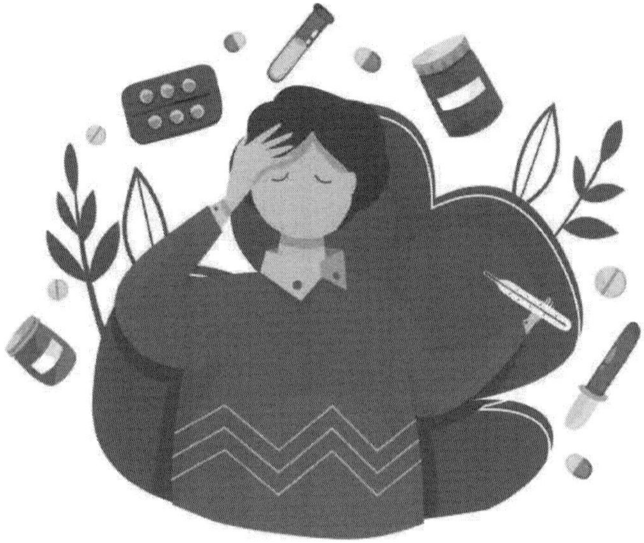

Doch zuvor bleiben wir noch bei den grundlegenden Methoden, mit denen Sie Angst in Ihrem Leben reduzieren können. Vorab eine kleine Warnung: Um sich Ihrem ganz persönlichen Angst-Universum anzunähern, es zu verstehen und schließlich zu verändern, bedarf es einiger Offenheit und auch Überwindung. Der unverstellte Blick, auch der wirklich unangenehme Blick auf Hintergründe und Mechanismen, kann durchaus unangenehme Gefühle und Unsicherheit mit sich bringen. Deshalb auch noch einmal der Hinweis, im Falle einer bestehenden therapeutischen Behandlung unbedingt Rücksprache zu halten, ob die hier angebotenen Ansätze für Ihre Situation hilfreich sein können, und auch ohne Therapie im Zweifel Arzt oder Psychologe zu befragen.

Am Anfang des Bekämpfens steht nun das Erkennen. Zwar kennen Sie Ihre Angstreaktionen in- und auswendig und sicher haben Sie auch ganz unwillkürlich gelernt, bestimmte Trigger zu vermeiden. Doch viele Betroffene geraten beim Thema Krankheitsangst rasch in eine Mischung aus Abwehr-, Vermeidungs- und Panikreaktion, anstatt zu versuchen, sich ihr kühl und sachlich anzunähern – was zugegebenermaßen schwer sein kann. Und genau deshalb sollten Sie es versuchen.

Nutzen Sie einen Moment, in dem Sie für Ihre Verhältnisse weitgehend unbelastet von Ihren Ängsten sind, also idealerweise eine Phase, in der kein konkretes Symptom Sie ängstigt, und nehmen Sie sich ein wenig Zeit, vorzugsweise, wenn Sie relativ ruhig sind. Nähern Sie sich dann Ihrer Angst gedanklich an und gehen Sie dabei folgenden Fragen nach:

- Was triggert Ihre Ängste besonders intensiv?
- Unter welchen Umständen verfangen Ängste besonders leicht?
- Welche Details oder Elemente sorgen dafür, dass Sie ganz besonders auf den Schreck „anspringen"?
- Unter welchen Umständen fällt es Ihnen besonders schwer, Ängste auszublenden oder in den Hintergrund zu rücken?

Ein paar Anregungen:

- Überlegen Sie, woran es liegen könnte, dass Sie gerade in einer angstfreieren Phase stecken. Was ist anders? Weniger Stress auf der Arbeit? Oder spannende Projekte auf der Arbeit?
- Haben Sie viel Zeit für sich?
- Gibt es schöne Freizeiterlebnisse?
- Treffen Sie derzeit viele Menschen persönlich oder leben Sie eher zurückgezogen?
- Wie ausgeprägt ist Ihr Medienkonsum? Wie steht es um Ihre Partnerschaft? Haben Sie eine konfliktarme Phase mit Ihren Kindern / Eltern / Familienmitgliedern?

Überlegen Sie dann weiter, welche Faktoren manchmal anders aussehen und ob dies Einfluss darauf hat, wie häufig und stark Sie Ängste empfinden.

Ein weiterer Ansatz:

- Woher kommen „neue" Ängste bei Ihnen meistens?
- Spüren Sie unvermittelt ein Symptom und erschaffen Sie dann rund um dieses Gefühl eine Horrorwelt aus Befürchtungen, Assoziationen, angelesenen Diagnosen und immer ausgeprägteren Empfindungen? Oder läuft es eher andersherum und Sie hören oder lesen von einer Krankheit, entwickeln Angst davor und entdecken dann die entsprechenden Symptome an sich selbst? Falls zweiteres zutrifft: Wo greifen Sie die frischen „Angstinspirationen" am ehesten auf? Medizinische Sendungen? Ratgeberartikel auf den gängigen Nachrichtenseiten? Fachliteratur? Betroffenen-Posts auf Instagram, Facebook etc.? Wenn jemand von jemandem berichtet, der einen kennt, der XY hat?
- Überlegen Sie dann weiter: Ganz bestimmt springen auch Sie nicht auf jede Krankheitsvorstellung gleichermaßen an. Wenn Sie etwa von Fußpilz lesen,

bleibt Ihr Puls vermutlich relativ ruhig – natürlich ein sehr harmloses Beispiel, aber vermutlich ist es ebenfalls bei Rheuma so, auch Gürtelrose oder Colitis ulcerosa gehören eher selten zu den großen Angstmachern. Das liegt sicher zum Teil daran, dass diese Krankheiten nicht unmittelbar lebensbedrohlich sind, doch auch etwa Blinddarmentzündung gehört nicht zu den Hypochonder-Klassikern, obwohl eine akute Entzündung durchaus gefährlich werden kann. Welche Faktoren sind es also, die Sie ganz besonders triggern?

Die meisten Hypochonder haben eine „Lieblingsangst", also das große Furchtthema, ganz besonders oft ist es Krebs, sehr häufig sind es auch Dinge wie Herzinfarkt, Schlaganfall oder auch Multiple Sklerose und vergleichbare Krankheiten.

Was an der jeweiligen Krankheitsart ist es, das bei Ihnen diese Angst befeuert? Geht es um die Plötzlichkeit und damit gepaart die Furcht, keine Chance mehr zu haben, etwas zu Ihrer Rettung zu unternehmen, wie etwa beim Herzinfarkt? Ist es eher das leise, gefährliche und zunächst unbemerkte Einschleichen wie beim Krebs? Geht es darum, dass Sie das Gefühl haben, mit gesunder Lebensführung trotzdem kaum Einfluss auf Ihr Schicksal zu haben? Ängstigt Sie ein besonderer Faktor wie etwa Atemnot, sodass Lungenentzündung oder Corona bei Ihnen ganz oben auf der Liste stehen? Ist es die Aussicht auf langes Siechtum im Krankenhaus? Oder ist es vor allem die Angst vor Schmerzen oder vor Kontrollverlust oder etwa Bewusstseinsverlust? Und wenn Sie einmal an die Art der Trigger denken, in welchen Fällen erschrecken Sie besonders? Wenn es jemanden in Ihrer Nähe betrifft, auch wenn es nur im gleichen Dorf ist und Sie die Person gar nicht kennen? Oder wenn es um jemanden in vergleichbaren Lebensumständen geht? Wenn Ihnen jemand ähnlich sieht? Wenn Sie dazu Bilder sehen, etwa von der Intensivstation, mit kahlem Kopf nach Chemotherapie oder am Beatmungsschlauch? Wenn besonders reißerisch berichtet wird? Oder wenn ein Bericht besonders sachlich und realistisch daherkommt? Wenn es etwas ähnelt, das Sie kennen bzw. erlebt haben, etwa ein Krankheitsfall in Ihrer Familie? Trauen Sie sich nach Möglichkeit auch an eine unangenehme und belastende Frage:

Wissen Sie womöglich, woher Ihre Krankheitsangst letztlich rührt? Ist Ihre Mutter an Krebs verstorben, als Sie noch ein Kind waren? Haben Sie den bangen Diagnosemarathon Ihrer Schwester miterlebt? War Ihr Vater übertrieben panisch mit Gesundheitsfragen, hat Sie in Watte gepackt, ist selbst häufig zum Arzt und hat Krankheitssorgen in den Mittelpunkt des Familienlebens gestellt?

Gehen Sie solchen Fragen und weiteren, die Ihnen einfallen, einmal in Ruhe und gezielt nach. Einiges davon ist Ihnen sicher längst bewusst, anderes erahnen Sie vielleicht und dachten bislang lieber nicht zu sehr darüber nach, anderes offenbart sich vielleicht erst, wenn Sie tatsächlich strategisch und gründlich reflektieren. Und nicht selten tun sich dann auch Querverbindungen auf bzw. Sie entdecken Zusammenhänge, die Ihnen davor noch nicht klar waren, aber gleichzeitig Ansatzpunkte zur Verbesserung liefern könnten. Wenn Sie dann Dinge herausgefunden haben, überlegen Sie, ob Sie in Ihrem Alltagsleben Muster aufrechterhalten, die für Ihre Angstdynamik kontraproduktiv sind. Das können ganz unterschiedliche Punkte sein: So stöbern Sie vielleicht gerne durch soziale Medien, in denen Sie ganz unkontrolliert mit Inhalten konfrontiert werden und zack, ploppt eine mitleidheischende Krebsgeschichte auf. Das passiert dann auch immer öfter, da der Algorithmus Ihre Ängste ebenfalls ganz schnell durchschaut und als Interesse wertet – hier bitte, mehr davon. Vielleicht haben Sie sich auch ein Arbeitsmodell aufgebaut, bei dem Sie viel alleine, womöglich zuhause und in von Ihnen selbst festgelegten Strukturen tätig sind, aber eigentlich entdecken Sie, dass es Ihnen besser geht, wenn Sie von außen Struktur, Sicherheit, Eingebundensein und Ablenkung durch Mitmenschen bekommen. Möglicherweise stellen Sie fest, dass in stressigen Phasen auch Ihre Angstbereitschaft in die Höhe schnellt (ein Klassiker), möglicherweise begünstigen jedoch bei Ihnen auch Leerlauf und mangelnde Herausforderung das unbeschränkte Krankheitsgrübeln. Oder Sie entdecken einen Zusammenhang mit den Jahreszeiten und stellen fest: Im Winter bleibe ich fast nur im Haus, igle mich ein, bekomme keinen Sonnenstrahl ab und meine Krankheitsangst erblüht.

Mit solchen Entdeckungen können Sie ganz konkret arbeiten. Limitieren Sie Ihren Medienkonsum, wählen Sie Medien und deren Inhalte sorgsam und bewusst aus, halten Sie sich von Triggern fern, die in Ihrem Leben eigentlich keine Bedeutung haben, sorgen Sie für das richtige Arbeitsklima und -pensum, bauen Sie ein gesundes Stressmanagement auf (dazu im weiteren Verlauf des Ratgebers mehr), suchen Sie sich produktive und spannende Herausforderungen, umgeben Sie sich mit Menschen, die Ihnen guttun.

Ein weiterer Trumpf kann in der Akzeptanz liegen. Das klingt zwar zunächst nicht hilfreich, dies ist es aber erwiesenermaßen für viele Menschen tatsächlich. Auch hier läuft es wieder über die Schiene der Erkenntnisse, die Sie gesammelt haben, und es kann helfen, den Blick aus der Außenperspektive auf die Angst einzunehmen. Dann stellen Sie möglicherweise fest, dass es letztlich noch immer auch die Angst des Jugendlichen ist, der miterlebt hat, wie etwa sein Onkel an einer schweren Krankheit verstorben ist, die Angst des Kindes, das die panischen Krankheitssorgen seiner Mutter miterlebt und für sich selbst übernommen hat – in einem Alter, in dem gesunde Bewältigungsstrategien sowie der vernünftige Blick von außen noch überhaupt nicht möglich waren –, oder auch einfach die Angst eines Erwachsenen, der generell mit Ängsten, vielleicht sogar einer Angststörung, zu kämpfen hat. Und was haben Sie davon? Nun, die Angst einfach abstellen können Sie damit nicht. Doch Sie bekommen einen Blick auf Ihre Angst, der dabei hilft, die Dynamik zu verstehen – und die Angst nicht mehr einfach nur als Naturgewalt zu sehen, die über Sie hereinbricht. Sie folgt einer Logik, hat eine „Funktion" – auch, wenn diese leider nicht hilfreich ist – und alleine dieses Wissen schafft eine gewisse Distanz, die durchaus hilfreich sein kann. Viele Betroffene von Ängsten, keinesfalls nur Krankheitsängsten, berichten davon, dass diese Einsicht ein Stück weit zum Akzeptieren führt und dass dieses Akzeptieren wiederum dabei helfen kann, mit der Angst leichter zu leben.

Entspannung ist Trumpf! Vielfältige Methoden für mehr Ausgeglichenheit im Leben

Jetzt geht's richtig praktisch los und vor allem: konkret, hilfreich und sofort in die Tat umsetzbar. Zwar können Sie konkret und sofort nicht einfach Ihre Ängste ausschalten, das wissen Sie, aber das Zauberwort lautet „Entspannung", und diese können Sie problemlos selbst in die Hand nehmen. Vielleicht sind Sie zunächst noch etwas skeptisch, was den wirklichen Nutzen angeht, und das ist durchaus verständlich. Denn das Schlagwort „Entspannung" geistert seit einigen Jahren durch sämtliche Medien und wird jederzeit aus dem Hut gezaubert, wenn wundersamerweise irgendwie das Leben besser gemacht werden soll. Entspannung, das klingt nach: Mal den Stress hinter sich lassen, eine schöne Tasse Tee trinken, die Sonne im Garten genießen oder womöglich meditieren – und davon soll mein Leben besser werden? Noch viel mehr: Sie sind geplagt von andauernden, starken Ängsten – wenn da eine gemütliche Teestunde helfen würde, dann wüssten Sie das. Aber in Ihrem Fall gilt wirklich: Entspannung ist der große Joker für eine langfristige Verbesserung Ihres ganz normalen Alltagslebens. Damit sind eigentlich zwei Bereiche gemeint: zum einen die Fähigkeit, sich aktiv und gezielt jederzeit zu mehr Entspannung verhelfen zu können, zum anderen eine grundsätzlich entspannte Lebenshaltung und auch -führung.

Und wie hilft das konkret? Ganz einfach. Erinnern Sie sich an die Erklärungen zum erhöhten Adrenalinspiegel und zu dessen Auswirkungen, an die Funktionsabläufe der Angst in Ihrem Körper und Ihrem Gehirn und an die Teufelskreisfolgen aus erhöhter Anspannung, erhöhter Wachsamkeit, erhöhter Angstbereitschaft, erlernten Angstmustern und schließlich der fortschreitenden Präsenz von Angst und Unruhe in Ihrem Leben – mit Entspannung setzen Sie hier an und durchschneiden quasi das kreisförmige Angstband. Sie arbeiten daran, ruhiger, ausgeglichener und entspannter zu werden, dadurch weniger Adrenalin als Angstaufpeitscher durch Ihren Körper strömen zu lassen, was Ihnen wiederum die Möglichkeit gibt, die Gedanken auch einmal von den Krankheitssorgen wegzulenken und dadurch aktiv andere Gedankenmuster zu etablieren. Neue Routinen für Ihre Wahrnehmung aufzubauen, neue Fokuspunkte einzurichten, die Ihnen erlauben, eine Art Gegenwelt zu ihrer angstbasierten Grundstimmung aufzubauen – eine Welt, in die Sie

Schritt für Schritt immer mehr übersiedeln können, bis Ihre Aufenthalte in der Angstwelt mehr und mehr zu kurzen Stippvisiten werden, erschreckend und unangenehm, aber zunehmend mit der Gewissheit, dort nicht ewig verweilen zu müssen. Sie werden lernen, sich aus eigener Kraft in eine Welt zurückziehen zu können, in der die Ängste nicht das Bestimmende sind, das sich wie ein lähmender Nebel über alles legt, was Ihnen eigentlich Freude bereiten würde, sondern in der Sie selbst die Kraft haben, Ihre Gefühlslage positiv zu beeinflussen. Wenn das zu schön klingt, um wahr zu sein – nun ja, als Instant-Zauber ist die Methode leider nicht verfügbar, aber ein angstbefreiteres Leben ist tatsächlich möglich, auch wenn Sie sich das im Moment kaum vorstellen können. Um allerdings mit realistischen Erwartungen an die Sache heranzugehen, vorab noch einige wichtige Punkte, bevor es losgeht.

- **Geduld:**

Wenn Sie als Betroffener diesen Ratgeber lesen, dann wünschen Sie sich wahrscheinlich nichts sehnlicher, als der Angst einfach ein Ende zu setzen – jetzt und sofort. Das ist verständlich, auf diese Weise aber nicht zu bekommen, stattdessen brauchen Sie Geduld. Denn was Ihnen dauerhaft Erleichterung bringt, ist schließlich nichts anderes als eine große Umstrukturierung in Ihrem Denken und Fühlen, und die lässt sich nur durch vielfache Wiederholung über längere Zeit erreichen. Wenn Sie sich also zwei Wochen gewissenhaft mit allen möglichen Entspannungsmethoden beschäftigen und noch keine Veränderung spüren, geben Sie nicht auf. Es dauert seine Zeit, aber es lohnt sich.

- **Beständigkeit:**

Um Muster zu verändern, muss man neue Muster so oft, regelmäßig und langfristig wiederholen, dass sie irgendwann stärker und präsenter sind als die alten. Wenn Sie einmal daran zurückdenken, wie lange Sie sich schon mit Ihren Krankheitsängsten herumschlagen, wenn Sie sich vor Augen führen, wie oft und ausdauernd Sie sich mit Ihrer Angst beschäftigt haben, wie eifrig Sie Ihre Angstgedanken „eingeübt" haben, dann stellen Sie vermutlich fest, dass Sie eine Menge „Trainingsaufwand" in Ihre Angst gesteckt haben. Dann wird es auch einiges an Übung brauchen, dem eine Alternative entgegenzusetzen. Die Schlüsselelemente dazu sind: Machen Sie Ihre Entspannungsübungen/-strategien (welche auch immer Sie wählen) regelmäßig, häufig, unbeirrbar und gründlich. Lassen Sie – außer in ernsthaften Ausnahmen – keine Einheiten ausfallen, verkürzen Sie Ihre Einheiten nicht, werden Sie nicht nachlässig, gerade auch dann, wenn Sie sich überhaupt nicht in Stimmung fühlen oder den Eindruck haben, dass es gar nichts bringt. Das heißt für den Beginn vor allem: Nehmen Sie sich ein Pensum vor, das Sie auch einhalten können – Tipps und Tricks für die Vereinbarkeit mit dem Alltag finden Sie in den Beschreibungen der einzelnen Entspannungsmethoden.

- **Keine falschen Erwartungen:**
Mit grundlegender Entspanntheit können Sie Ihr Leben sehr viel besser machen, aber der Prozess entfaltet seine Wirkung über lange Zeit und sanft. Sie werden irgendwann, wenn Sie zurückblicken, feststellen, dass Sie mittlerweile ausgeglichener und ruhiger leben, aber Sie werden von Tag zu Tag oder auch von Woche zu Woche keine beeindruckenden Sprünge erleben. Die Kunst besteht darin, trotzdem dranzubleiben – auch, wenn Sie manchmal denken, dass es alles gar nichts bringt.

Wenn Sie diese Punkte berücksichtigen, steht gewinnbringendem Entspannungstraining nichts mehr im Wege. Bleibt bloß noch die Frage: Was soll ich eigentlich tun? Im Folgenden finden Sie eine Auswahl an Methoden, Strategien und Techniken, die grundsätzlich für einen höheren Grad an Entspanntheit und geistiger Ruhe sorgen können. Selbstverständlich müssen Sie nicht alles davon in die Tat umsetzen, stattdessen ist es deutlich sinnvoller, sich ein paar Punkte herauszupicken und diese dann ernsthaft zu verfolgen. Mit so manchem haben Sie vielleicht schon Erfahrungen gesammelt, von einigen Dingen wissen Sie, dass es nichts für Sie ist, anderes möchten Sie einmal versuchen – probieren Sie gerne einiges aus und entdecken Sie, was Ihnen am besten passt und am meisten Spaß macht. Eine generelle Empfehlung: Wählen Sie etwas, das Sie körperlich fordert, und etwas, das auf der geistigen Ebene wirkt.

Eine wichtige Anmerkung, bevor Sie loslegen: Bei schwer betroffenen Hypochondern können die Entspannungstechniken zu Beginn auch ein sprichwörtlicher Schuss ins Knie sein. Wenn Ängste und Unruhe stark ausgeprägt sind und Sie dauerhaft nervös machen, so kann es passieren, dass Sie in der völligen – und ungewohnten – Ruhe des Stillhaltens und In-Ihren-Körper-Hineinhorchens von den umso deutlicher wahrgenommenen Vorgängen nur umso unruhiger werden. Da nützt es dann auch meistens nichts, etwas „durchzuhalten“, bis sich das irgendwann schon legen wird und endlich in Entspannung umschlägt – ganz im Gegenteil, damit befeuern Sie Ihre Ängste möglicherweise nur. Wenn Sie also in Therapie sind oder vermuten, dass eine therapeutische Behandlung bei Ihnen angezeigt sein könnte, dann ist es ratsam, solche Entspannungsverfahren zunächst in therapeutischer Begleitung zu absolvieren oder zumindest nachzufragen, ob eine eigenständige Übungsaufnahme empfehlenswert ist.

Progressive Muskelentspannung

Die Methode der progressiven Muskelentspannung hat längst einige Berühmtheit erlangt und das auch völlig zu Recht. Denn sie ist ebenso einfach wie wirksam und damit eine unschlagbare Technik, um in Eigenregie problemlos gute Resultate zu erzielen. Entwickelt wurde sie von einem amerikanischen Mediziner namens Edmund Jacobson (1888 in Chicago bis 1983 ebenda, also selbst beeindruckend alt geworden), deswegen wird sie auch manchmal als „Entspannung nach Jacobson" bezeichnet. Das simple Konzept dahinter: Muskeln anspannen und wieder entspannen – das kriegt jeder hin. Wirksam wird das Ganze zunächst schon dadurch, dass zahlreiche seelische Probleme, wie etwa Ängste, mit angespannter Muskulatur einhergehen können und Sie hier mit aktiv herbeigeführter Entspannung entgegenwirken können. Darüber hinaus entdeckte Jacobson bei seinen Forschungen jedoch, dass sich durch das gezielte Lockerlassen der Muskulatur auch die Nervenaktivität verringert, wodurch auch die Anspannung im seelischen Bereich nachlässt – Sie können Jacobson zufolge also über Ihre Muskeln konkret auf Ihre psychische Befindlichkeit einwirken und diese in positiver Weise beeinflussen. Und was genau tun Sie dabei?

Sie wandern gewissermaßen Ihren ganzen Körper entlang und arbeiten sich durch die einzelnen Muskelgruppen durch (deswegen progressive, also über den Körper hinweg voranschreitende Entspannung), indem Sie diese zunächst stark anspannen und anschließend gezielt lockerlassen. In der Originalversion sind hier 30 Muskelgruppen abzuarbeiten, mittlerweile gibt es jedoch auch verkürzte Anwendungen, die im Prinzip dieselbe Wirkweise haben. Sie können diese Entspannungstechnik unter professioneller Anleitung in Kursen erlernen (teilweise auch von der Krankenkasse unterstützt), Sie können sich jedoch auch einmal selbst daran versuchen, beispielsweise mit geführter, also vorgelesener, Anleitung in Videos oder aber mithilfe der folgenden Übungsanleitung. Hier arbeiten Sie mit sechs Muskelgruppen, die Muskeln Ihres Körpers werden also in sechs Gruppen unterteilt bzw. zusammengefasst, die Sie dann nacheinander aktivieren. Zum Einstieg ist diese Variante prima geeignet, denn sie benötigt nicht sonderlich viel Zeit und ist nicht zu komplex, um sie nach gelesener Anleitung aus der Erinnerung durchzuführen. Begonnen wird mit den Armen, anschließend wandern Sie weiter zum Gesicht, zum Nacken, zu den Schultern über den Bauch bis hin zu den Beinen inklusive Po und Füßen. Wenn Ihnen diese Übung zusagt und Sie nach einigen Wiederholungen Lust auf mehr haben, können Sie Ihre Einheiten erweitern und sich an geführten Anleitungen versuchen, die die einzelnen Muskelgruppen noch genauer aufschlüsseln und Ihnen beispielsweise erlauben, sich mit Po, Ober- und Unterschenkeln sowie Füßen einzeln zu befassen.

Hinweis:
Sie können die progressive Muskelentspannung entweder im Sitzen oder im Liegen durchführen, besonders für kurze Zwischeneinheiten, etwa im Büro, eignet sich die Sitzvariante hervorragend und auch die folgende Einstiegsübung zielt auf eine sitzende Position ab. Eine Empfehlung für den Anfang: Erfahrungsgemäß ist es erfolgversprechender, wenn Sie die ersten Versuche zu einem Zeitpunkt durchführen, zu dem Sie relativ entspannt sind. Zwar eignet sich die Technik, je öfter Sie sie geübt haben und je vertrauter Ihnen die eintretenden Effekte sind, schließlich auch sehr gut für akute Angstsituationen, zu Beginn ist es jedoch für viele Menschen schwierig, sich in aktiver Angst darauf einzulassen.

Anleitung zur progressiven Muskelentspannung

Audiodatei 1

Setzen Sie sich zunächst möglichst aufrecht, vor allem jedoch in bequemer Haltung auf einen Stuhl, sodass Ihre beiden Füße fest auf dem Boden stehen. Die Hände legen Sie locker auf Ihren Oberschenkeln ab und schließen die Augen. Achten Sie im Folgenden darauf, jeweils mit dem Einatmen anzuspannen und mit dem Ausatmen locker zu lassen.

Zunächst ist die Armpartie an der Reihe. Spannen Sie Oberarme, Unterarme und zudem beide Hände an, indem Sie die Arme anwinkeln und Fäuste ballen. Halten Sie diese Spannung für etwa 5 Sekunden und versuchen Sie, die Muskelkontraktion bewusst wahrzunehmen. Konzentrieren Sie sich auf das Gefühl der Anspannung und lassen Sie nach 5 Sekunden mit der Ausatmung bewusst und gezielt locker. Spüren Sie dieser Lockerheit nach und nehmen Sie bewusst den Unterschied zur vorherigen, angespannten Haltung wahr, versuchen Sie, wirklich ganz und gar zu entspannen und in den betroffenen Muskeln nichts an Restspannung zu belassen. Halten Sie an dieser Stelle so lange inne, wie Sie möchten, bis Sie das Gefühl haben, die Entspannung genug wahrgenommen zu haben. Wenn Sie sich bereit fühlen, wandern

Sie zur nächsten Körperpartie und verfahren hier genau wie bei der ersten, also: Einatmen mit Anspannung, Spannung für etwa fünf Sekunden halten und Spannung bewusst wahrnehmen, Lockerlassen mit der Ausatmung und anschließender Fokus auf die Entspanntheit, so lange es für Sie angenehm ist. Dies gilt auch für die danach folgenden Muskelgruppen, deren Anleitung dann jeweils verkürzt erfolgt.

Nach den Armen ist das Gesicht an der Reihe: Spannen Sie der Reihe nach Stirn, Augenbrauen, Lippen und Unterkiefer an, indem Sie sie runzeln, nach unten ziehen oder zusammenpressen. Lassen Sie anschließend locker und konzentrieren Sie sich auf die Entspannung. Wandern Sie weiter zum Nacken: Dazu lassen Sie Ihren Kopf nach vorne auf die Brust fallen und drücken das Kinn dann noch ein wenig gegen die Brust, bis Sie im Nacken Spannung aufgebaut haben. Im Anschluss lösen Sie die Anspannung wieder.

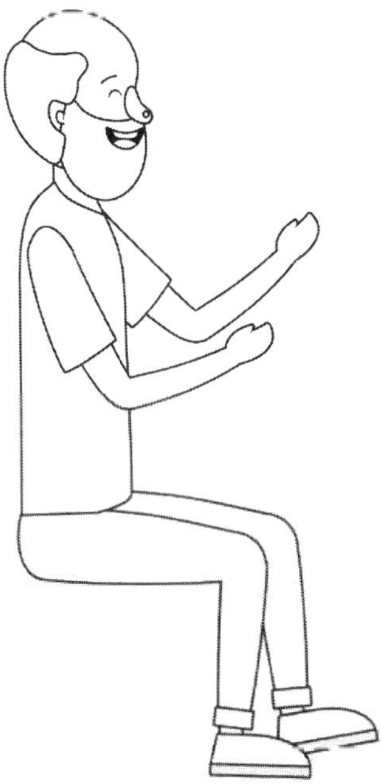

Gehen Sie weiter zum Bauch: Aktivieren Sie die ganze Bauchmuskulatur durch gezielte Anspannung, nehmen Sie diese wahr und lassen Sie anschließend locker, spüren Sie der Gelöstheit nach.

Die Schultern sind an der Reihe: Heben Sie beide Schultern und ziehen Sie in Richtung Ihrer Ohren, um sie nach etwa fünf Sekunden locker wieder fallen zu lassen.

Abschluss Bein- und Gesäßmuskulatur: Setzen Sie zunächst die Pomuskeln unter Spannung und nehmen Sie dann die Oberschenkelmuskulatur dazu. Ziehen Sie schließlich die Zehen an, um Anspannung auch in die Unterschenkelmuskulatur sowie in die Füße zu bringen. Lassen Sie anschließend wie gewohnt locker.

Nun sind Sie bereits am Ende Ihrer progressiven Muskelentspannung angekommen, aber verweilen Sie noch einige Momente. Spüren Sie der Entspannung in allen Körperteilen noch einmal nach und lassen Sie zu, dass die Lockerheit und Gelöstheit sich immer weiter ausbreiten und verstärken. Konzentrieren Sie sich auf diese Empfindungen und bringen Sie auch Ihren Atem in einen passenden Rhythmus: Durch die Nase tief einatmen, langsam und bewusst durch den Mund ausatmen. Wenn Sie möchten, ergänzen Sie diese Entspannung durch eine geistige Komponente: Treten Sie immer weiter von der Gegenwart zurück, nehmen Sie sich selbst in voller Entspannung wahr und wenn Sie möchten, begeben Sie sich gedanklich an einen anderen Ort, der Ruhe, Entspannung und angenehme Gefühle verspricht. Verweilen Sie in dieser Entspanntheit, solange es Ihnen angenehm ist, und kehren Sie anschließend langsam zurück in die Gegenwart. Wenn Sie dann schließlich wieder aufstehen, achten Sie auf Ihren Kreislauf und gönnen Sie sich die nächsten Minuten in ruhiger Atmosphäre, langsamen Bewegungen und abseits von Alltagshektik.

Tipp:
Den größten Nutzen entfaltet die progressive Muskelentspannung, wenn sie regelmäßig und oft geübt wird. Denn dann wird der Entspannungsprozess mehr und mehr automatisiert, er wird quasi tatsächlich zur „Entspannung auf Knopfdruck“ und kann dann langfristig zwei sehr wichtige Funktionen für Sie erfüllen: zum einen grundsätzlich gesteigerte Entspanntheit und Gelassenheit im Alltag und damit einhergehend die Chance, Ängste generell weniger stark auftreten zu lassen, zum anderen aber auch eine tolle Akuthilfe in Angst- oder Stresssituationen. Denn während es zu Beginn zwar meist nicht besonders gut funktioniert, sich in einem Moment starker Unruhe darauf einzulassen, so klappt das nach einiger Zeit deutlich besser – weil Sie Ihr Gehirn gewissermaßen darauf programmiert haben, durch diese Übung zu Entspannung zu finden.

Yoga

Akrobatischer Kopfstand und schwindelerregende Beweglichkeit: So stellen sich viele Menschen, die noch nie damit zu tun hatten, Yoga vor. Andere halten es für esoterisch angehauchten Unsinn – nichts davon stimmt. Denn letztlich ist Yoga nichts anderes als eine Form der Meditationstechnik, die für Entspannung, Ausgeglichenheit und achtsame Wahrnehmung des Moments sorgen soll. Dass das funktioniert, beweisen nicht nur die Millionen von Menschen in der westlichen Welt, die sich für Yogakurse einschreiben und von begeisternden Resultaten berichten, sondern auch die handfesten Methoden der Wissenschaft: Bei Angsterkrankungen ist regelmäßiges Praktizieren von Kundalini-Yoga ein hochwirksames Gegenmittel und kann auch bei der speziellen Angstvariante der Hypochondrie sehr nützlich sein. Zum einen werden Verspannungen in der Muskulatur abgebaut, was schon für sich genommen einen entspannenden Effekt hat (siehe voriges Kapitel), zum anderen wird generell an Beruhigung, Senkung des Blutdrucks und Entspannung gearbeitet – also genau das, was Betroffene brauchen. Dass das wirken kann, wurde auch wissenschaftlich bewiesen, zuletzt in einer großen und aufwendig durchgeführten Studie der Grossman School of Medicine in New York in ihrer „Gate-Studie". Erwachsene Teilnehmer, die nach den anerkannten Kriterien mit einer generalisierten Angststörung diagnostiziert worden waren, erhielten entweder kognitive Verhaltenstherapie, praktizierten unter fachkundiger Anleitung Kundalini-Yoga oder wurden in Seminaren zu Stressmanagement geschult. Während die Vorträge kaum hilfreich waren, zeigte die Verhaltenstherapie die besten Ergebnisse – allerdings gefolgt vom Yoga: 54,2 % der Probanden mit Yoga-Praktik erfuhren die angestrebte Verbesserung ihrer Angststörung. Für die ergänzende „Behandlung" in Eigenregie hat sich Kundalini-Yoga damit eindeutig qualifiziert und auch, wenn die untersuchten Patienten unter eine generalisierten Angststörung litten, so lässt sich durchaus annehmen, dass auch Menschen mit der speziellen Angst von Krankheiten ebenfalls profitieren können – zumal die verschiedenen Angststörungsbilder nicht selten miteinander einhergehen. Auch auf nicht krankheitswertiger Ebene wird von durchschlagendem Erfolg beim Yoga berichtet: Laut der Studie „Yoga in Zahlen" aus dem Jahr 2014, durchgeführt vom Bundesverband deutscher Yogalehrender (BDY), geben 90 % der regelmäßig praktizierenden Yogis an, sich ruhiger, ausgeglichener und entspannter zu fühlen – also genau das, was Sie sich wünschen.

Und was braucht es, um das zu praktizieren? Gar nicht besonders viel. Denn das Kundalini-Yoga ist eine besondere Form des Yoga, die gerade auch für Anfänger geeignet ist, keinerlei Vorkenntnisse oder sportliche Fähigkeiten verlangt und die auch von vielen Menschen praktiziert werden kann, die unter (leichten) körperlichen Einschränkungen leiden. Der Fokus liegt beim Kundalini-Yoga auf Ruhe und Entspannung, die durch Betonung von Atem-

und Meditationsübungen erreicht werden, gepaart mit einfachen Körperübungen. Wenn Sie mit Yoga noch keine Erfahrungen haben und wirklich in die Praxis einsteigen möchten, dann empfiehlt es sich, dies in einem angeleiteten Kurs zu tun. Professionelle Lehrer leiten gezielt an, um Ihnen zu helfen, Atmung, meditativ-gedankliche Aspekte sowie die einzelnen Haltungen bzw. Bewegungen so aufeinander abzustimmen, dass Sie die maximale Wirkung erleben und die körperlichen Übungen auch wirklich korrekt ausführen. Kurse finden Sie in zahlreichen Fitnessstudios, in eigenen Yoga-Schulen oder oft auch bei den Volkshochschulen (VHS), teilweise werden solche Angebote auch von den Krankenkassen unterstützt. Wenn Sie jedoch nicht gleich voll einsteigen möchten, sondern zunächst einmal selbst hineinschnuppern wollen, dann können Sie dies, sofern aus ärztlicher Sicht nichts dagegenspricht, mit den folgenden Anleitungen zu Hause einmal tun.

Anleitung zur Durchführung des Kundalini-Yoga

Audiodatei 2

Schnappen Sie sich eine Yogamatte oder eine Fitnessmatte, im Zweifel tut es auch ein Teppich als Unterlage. Schaffen Sie eine Umgebung, die Ihnen erlaubt, sich so richtig auf die Erfahrung einzulassen: bequeme Kleidung, in der Sie sich gut bewegen können, angenehme Raumtemperatur, die Sicherheit, nicht durch hereinplatzende Besucher gestört zu werden, und ausreichend Zeit.

Begeben Sie sich in eine angenehme sitzende Position auf dem Boden, besonders geeignet ist der Lotussitz, falls Sie diesen beherrschen – verschränkte Beine mit dem rechten Fuß auf dem linken Oberschenkel sowie dem linken Fuß auf dem rechten Oberschenkel, wobei die Sohlen der Füße jeweils gen Decke zeigen –, ansonsten können Sie auch im Schneidersitz verweilen. Begonnen wird in der Regel mit Atemübungen, den Pranayamas, sehr häufig praktiziert wird (nicht nur) im Kundalini-Yoga der Feueratem, Kapalabhati genannt: Atmen Sie zunächst ruhig und tief und achten Sie darauf, die ganze Körperregion um den Kehlkopf zu entspannen. Die Augen halten Sie am besten geschlossen und richten die Aufmerksamkeit auf die Solarplexus-Region, also zwischen Bauchnabel und Brustbein, tief im oberen Bauchbereich. Bei der Feueratmung – die ihren Namen übrigens dem Umstand verdankt, dass Ihnen dabei recht schnell recht warm wird – liegt der Fokus auf dem zweiten Teil der Atmung, also dem Ausatmen. Sie atmen hierbei ausschließlich durch die Nase und beginnen mit einem langen, tiefen Atemzug. Anschließend atmen Sie kraftvoll und rasch ebenfalls durch die Nase aus, wobei Bauchmuskulatur sowie Zwerchfell unwillkürlich anspannen. Das anschließende Wieder-Einatmen erfolgt weitgehend passiv, alleine dadurch, dass die Muskeln im Bauchbereich samt Zwerchfell wieder locker lassen und dadurch wieder Luft „eingesaugt" wird. Wiederholen Sie dies einige Male, solange es Ihnen angenehm ist – erfahrene Profis tun das bis zu 120-mal, davon sollten Sie allerdings zunächst weit entfernt bleiben –, und verweilen Sie anschließend in Ihrer Position. Spüren Sie im Körper den Veränderungen nach, die diese Atemtechnik mit sich gebracht hat. An dieser Stelle ein paar Anmerkungen explizit für Hypochonder:

Der Atem ist bei Krankheitsangst-Betroffenen nicht selten ohnehin Gegenstand genauer Betrachtung. Sie achten darauf, ob dabei alles normal läuft, ob sie irgendwelche Anzeichen entdecken, dass mit der Lunge etwas nicht in Ordnung sein könnte, zudem ist das Gefühl von Atemnot oder Enge typisch für akute Angstzustände. Deshalb gilt: Klären Sie im Bedarfsfall mit Ihren Behandlern, ob in Ihrem derzeitigen Zustand solche Übungen empfehlenswert oder kontraproduktiv sind. Wenn Sie nicht in Behandlung sind, überlegen Sie selbst, ob Sie glauben, derlei Übungen gut durchführen zu können, oder ob die Gefahr besteht, sich in eine vorhandene Angst noch hineinzusteigern. Brechen Sie die Übung in jedem Falle ab, wenn Sie beispielsweise Schwindel oder irgendwelche Schmerzen verspüren, und verzichten Sie gänzlich darauf, wenn Sie frische OP-Narben tragen, schwanger sind, unter Bluthochdruck leiden, Probleme mit dem Augeninnendruck haben oder Erkrankungen wie Epilepsie, Leistenbruch oder andere schwerwiegende Krankheiten haben.

Eine weitere beliebte und sehr einfache Atemübung können Sie wie folgt durchführen:

Anleitung einfache Atemübung

Audiodatei 3

Verschließen Sie mit Ihrem rechten Daumen das rechte Nasenloch, sodass Sie nur durch das linke einatmen. Halten Sie dann für einen Moment den Atem und wechseln Sie anschließend, sodass Sie nun das linke Nasenloch zuhalten, um die Luft durch das rechte ausströmen zu lassen. Während der Ausatmung ziehen Sie den Bauch ein, also den Nabel Richtung Wirbelsäule, anschließend lassen Sie locker und beginnen von vorne.

Neben den Pranayamas, also den Atemübungen, spielen die Asanas eine wichtige Rolle. Das sind die Körperübungen, bei denen meist eine bestimmte Position eingenommen und dann eine Weile gehalten wird. Kundalini-Yoga zeichnet sich dadurch aus, dass die Haltungen an sich nicht kompliziert sind, dafür relativ lange eingenommen werden. Zwei einfache Asanas können Sie einmal ausprobieren.

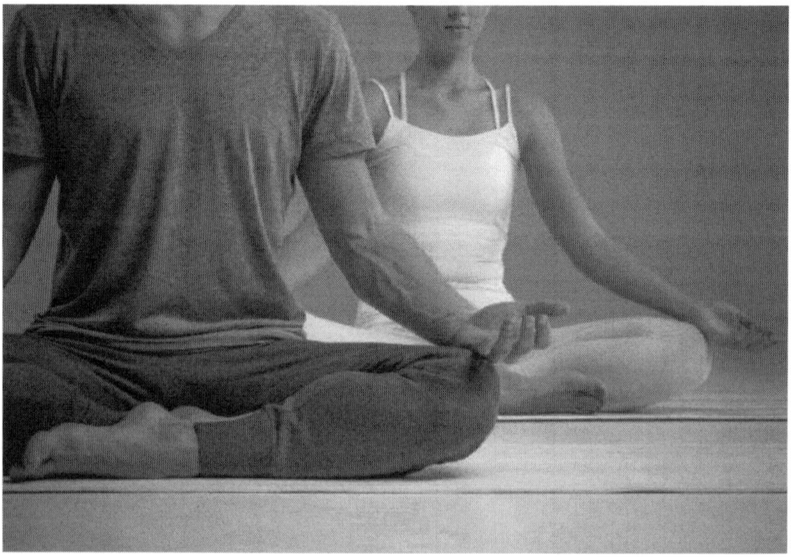

Anleitung Bogen-Asana

Legen Sie sich auf den Bauch, winkeln Sie beide Beine an und greifen Sie mit Ihren Händen hinter sich, sodass Sie Ihre Knöchel zu fassen bekommen. Mit der Einatmung heben Sie sowohl die Oberschenkel als auch die Brust vom Boden ab, sodass Sie mit Ihrem Rücken einen Bogen formen. Wer Kundalini regelmäßig praktiziert, verweilt etwa zwei Minuten in dieser Haltung, als Anfänger sollten Sie sich nicht überfordern und können die Position auch nach einigen Atemzügen wieder lösen. Achten Sie darauf, das Lockerlassen mit dem Ausatmen zu kombinieren.

Anleitung Überkreuzheben-Asana

Dies ist eine dynamischere Übung, die ebenfalls mit dem Atem kombiniert wird. Legen Sie sich auf den Rücken, mit gestreckten Beinen und neben dem Körper abgelegten Armen. Mit dem Einatmen ziehen Sie Ihr rechtes Knie Richtung Brustkorb, so weit Ihr Bewegungsumfang dies gut zulässt. Zeitgleich heben Sie den linken Arm, um ihn über dem Kopf auszustrecken. Atmen Sie anschließend aus, während Sie Arm und Bein wieder locker auf dem Boden ablegen, um anschließend auf der anderen Seite genau das Gleiche zu tun. Wechseln Sie zwischen beiden Seiten hin und her, synchronisieren Sie die Übungen mit Ihrem Atem und wenn Sie möchten, fahren Sie damit für etwa drei Minuten fort.

Als dritte Säule neben Atem- und Körperübungen gilt die Meditation. Eine besonders verbreitete Variante ist die sogenannte „sat-nam-Meditation".

Anleitung sat-nam-Meditation

Sie wird im Lotus- oder Schneidersitz durchgeführt, mit vor der Brust zusammengelegten Handflächen. Während des Atmens summen oder singen Sie immer wieder die Silben „sat" und „nam", die „sat"-Silbe ziehen Sie dabei in die Länge. Tun Sie das für einige Minuten am Stück, so kann sich eine beruhigende Wirkung einstellen: Der gleichförmige Klang sowie die Vibrationen in Ihrer Kehlregion sorgen für innere Ruhe und ermöglichen im Anschluss eine bessere Konzentrationsfähigkeit. Das berühmte Mantra hat übrigens auch eine inhaltliche Bedeutung: Aus dem Sanskrit übersetzt heißt es so viel wie „Wahrheit". Diese einzelnen Elemente erlauben Ihnen einen ersten Einblick in die Kundalini-Praxis, die volle Wirkung dieser Yoga-Variante entfaltet sich jedoch erst, wenn sie in ihrer Ganzheit praktiziert wird. Kundalini bezeichnet die Urenergie und im Kundalini-Yoga stellt man sich diese Energie als eine Schlange vor, die schlafend eingerollt am unteren Wirbelsäulenende liegt. Die Yoga-Praktiken sollen zur Erweckung dieser Energie führen, diese Techniken werden als Kriyas bezeichnet und sind eine sorgfältige und ausgewählte Kombination aus Asanas, Mantras, Atemübungen, bestimmten Haltungen der Hände (Mudras) sowie Übungen, die sich mit der Lebensenergie des Körpers im Zusammenhang mit den Chakren (Energiezentren) beschäftigen.

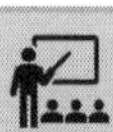

Exkurs: Chakren

Die Chakren (chakra – Sanskrit für „Kreis, Rad") werden in Strömungen des Hinduismus und Buddhismus sowie im Yoga als Energiezentren verstanden, die die Verbindung zwischen dem tatsächlichen physischen Körper eines Menschen sowie seinem vorgestellten Astralleib – also einer Art energetischem Körper – herstellen. Man stellt sie sich als kreisende Energiewirbel vor, die also im Zwischenfeld zwischen greifbarer physikalischer Realität und lebensenergetischen Konzepten existieren und sich mit üblichen naturwissenschaftlichen Methoden nicht feststellen lassen. In jedem Menschen finden sich demzufolge sieben dieser Hauptzentren, die Hauptchakren, die entlang der Wirbelsäule liegen, verbunden sind sie durch Energiekanäle. Am Fuße dieser vorgestellten Längsachse der Energie liegt Kundalini im untersten Chakra, dem Muladhara-Chakra. Durch Meditationen, Yoga, gesunde Lebensführung und weitere Aspekte werden diese Chakren idealerweise in ihrem natürlichen Gleichgewicht gehalten, ergeben sich Störungen, entstehen Krankheitsbeschwerden.

Aus dieser Kombination schöpft das Kundalini-Yoga seine Kraft, das einen unverzichtbaren Schwerpunkt auf den spirituellen Anteil legt und in dieser Komplexität erst die Wirkung entfaltet, die beispielsweise in der oben beschriebenen Studie festgestellt wurde. Als unerfahrener Laie in Eigenregie ist es kaum vorstellbar, dass Sie dazu gelangen, hier wirklich eine wirksame Praxisroutine zu entwickeln – wenn Sie diesen Weg ernsthaft verfolgen möchten, sollten Sie sich auf jeden Fall in die Hände eines kundigen Yoga-Anleiters begeben. Wenn Sie dann irgendwann geübt und routiniert sind, können Sie selbstverständlich auch alleine praktizieren, für den Einstieg ist Profi-Unterstützung jedoch unersetzlich. Wenn Sie sich in Gesellschaft anderer Yogis unwohl fühlen, müssen Sie auch nicht zwingend einen Kurs besuchen: Es gibt mittlerweile zahlreiche Online-Angebote, bei denen Sie entweder etwa per Zoom in Live-Kursen mit einem professionellen Yogalehrer aktiv werden können oder in On-Demand-Kursen aufgenommene Videos nachverfolgen. Wenn das Kundalini-Yoga aber wirklich langfristig zu etwas wird, das Sie aktiv und regelmäßig betreiben wollen, dann ist ein guter Präsenzkurs sicherlich die beste Wahl: Sie bekommen direkte Anleitung und bei Bedarf auch Korrektur, zudem bewerten die meisten Teilnehmer das Gruppengefühl, die stimmige Atmosphäre sowie den Motivationsfaktor im Gruppenkurs als unersetzlich.

Meditation

Beim Meditieren denken viele an buddhistische Mönche in leuchtenden Gewändern, die Stunden im Lotussitz verharren und – ja, was eigentlich? Nichts tun. Ja, das ist tatsächlich Meditation, aber die gute Nachricht für alltagsgestresste Westeuropäer ist: Meditation geht auch anders, und zwar auf eine Art und Weise, die unkompliziert für jedermann zugänglich ist – mit ein bisschen gutem Willen und Geduld. Meditation ist letztlich nichts anderes als die bewusste Aufmerksamkeitssteuerung. Klingt leicht, sagen Sie vielleicht im ersten Moment, dann denken Sie kurz an Ihre Handy-, Social-Media-, Netflix- und Kommunikationsgewohnheiten und denken sich: Klingt absolut kompliziert. Keine Sorge, es gibt Techniken und Methoden, die genau darauf abgestimmt sind, auch unerfahrene und ganz normal alltagsgebeutelte Menschen die Vorteile der Meditation erleben zu lassen.

Meditation kann in sehr vielen verschiedenen Formen daherkommen, einige sind eng mit religiöser Spiritualität verknüpft, andere hängen mit Bewegung zusammen, beispielsweise Meditationen durch bestimmte Tänze, Ritualhandlungen oder auch Gesang und Rezitation. Damit sind sie auch unterschiedlich gut für Laien oder für Hypochonder geeignet und können ganz unterschiedlich problemlos selbst erlernt bzw. praktiziert werden. Eine ganz spezifische Form der Meditation hat in den letzten Jahren große Bekanntheit und immense Verbreitung erlangt, unter anderem, weil sie sehr einfach auch für Anfänger zu praktizieren ist, im Einklang mit modernen wissenschaftlichen Standards entwickelt wurde – und erwiesenermaßen eine wunderbare Hilfe gegen Angststörungen der verschiedensten Art darstellen kann. Die Rede ist von der Achtsamkeitsmeditation, präzise: Achtsamkeitsbasierte Stressreduktion, auf Englisch Mindfulness-Based Stress Reduction (MBSR). Auch, wenn der Begriff der Achtsamkeit heutzutage geradezu inflationär verwendet wird, hat er eigentlich eine ganz bestimmte Bedeutung und im Gegensatz zu den meisten Instagram-Lifestyle-Trends funktioniert die Achtsamkeitsmeditation tatsächlich. In den 1970er Jahren von einem amerikanischen Molekularbiologen namens Jon Kabat-Zinn (geboren 1944 in New York) entwickelt, hat die MBSR mittlerweile einen Siegeszug durch die psychologische Forschung und auch die Psychotherapie angetreten, denn sie kann eine mächtige Waffe im Kampf gegen Ängste, Stress und auch Depressionen sein. Eine Studie an Patienten einer Klinik in den USA stellte beispielsweise fest, dass sich eine generalisierte Angststörung bereits mit einer 8-wöchigen Achtsamkeitsmeditationsschulung deutlich verbessern ließ und den Betroffenen ein gutes Stück ihrer Kontrolle über Sorgen und Ängste zurückgab. Ähnliches entdeckte Britta Hölzel, Psychologin an der Universität Gießen, in einer Studie, in der sie ihre Angstpatienten in zwei Gruppen einteilte, von denen die einen acht Wochen Stressmanagement-Kurs durchliefen, während die anderen sich in Achtsamkeit übten. Beide Gruppen wiesen feststellbare und von ihnen auch selbst bemerkte Verbesserungen auf, Hölzel stellte jedoch noch etwas Verblüffendes fest: Bei der Meditationsgruppe ließen sich tatsächliche Veränderungen im Gehirn nachweisen, und zwar bauten sich verstärkt neuronale Verbindungen zwischen einem Teil des präfrontalen Cortex und dem Mandelkern auf – das dürften bei Ihnen nach dem Kapitel zur Angst im Gehirn sämtliche Glöckchen läuten lassen. Denn bei angstbetonten Menschen ist diese Kopplung weniger stark, regelmäßiges Meditieren festigt jedoch diese Verbindung über die bewusste Wahrnehmung und auch Annahme der Angst und kann somit im Umkehrschluss verblüffenderweise wirklich einen nachweisbaren Unterschied machen. Höchste Zeit also, das selbst einmal zu probieren, und das geht ganz einfach. Achtsamkeitsmeditationen können Sie anhand zahlreicher einfachster Alltagstätigkeiten durchführen, wie etwa Atmen, Gehen, eine Rosine essen oder auch Zähneputzen: Nahezu alles, was automatisiert und simpel abläuft, kann zur Meditation verwendet werden. Schließlich kommt es darauf an, etwas bewusst und möglichst ohne Ablenkung zu tun – versuchen Sie es am besten zunächst einmal mit der Atemmeditation.

Hinweis:
Sie können liegend oder sitzend meditieren, sorgen Sie in jedem Falle für eine möglichst angenehme, reizarme und störungsfreie Umgebung sowie Haltung – kein Hosenbund, der zwickt, keine Stuhlkante, die drückt, denn wie Sie gleich feststellen werden, sind „Störsignale" ohnehin die größte Herausforderung bei Ihrer Meditation.

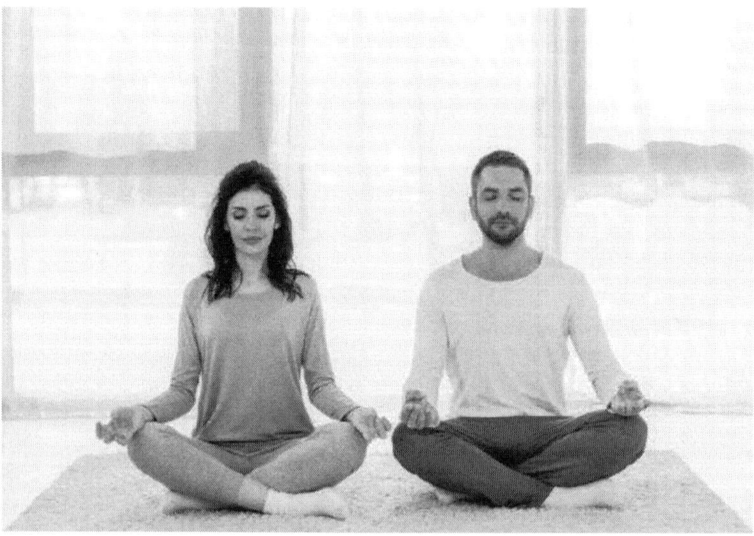

Anleitung zur Meditation

Audiodatei 4

Atmen Sie dann ruhig, tief und in natürlichem Rhythmus aus und ein und lenken Sie langsam den Fokus auf Ihren Atem. Versuchen Sie, ihn so genau, bewusst und aufmerksam wahrzunehmen, wie es möglich ist: Spüren Sie dem feinen Luftzug nach, den Sie an Ihren Nasenflügeln spüren, fühlen Sie, wie die Luft innen durch Ihre Nase und schließlich hinunter zum Mundraum strömt, ist sie kühl, warm, kitzelt sie womöglich etwas? Bemühen Sie sich, diesen Empfindungen genau nachzuspüren, und verfolgen Sie auch den weiteren Verlauf Ihres Atems mit der gleichen Aufmerksamkeit. Fühlen Sie die Luft an Ihrer Zunge, spüren Sie, wie sie weiter in die Lunge strömt, fühlen Sie, wie Ihr Brustkorb sich weitet und hebt, wie Sie vielleicht einen leichten Druck auf dem Bauch spüren, wie die Bauchdecke sich wölbt, vielleicht bewegen sich die Schultern, vielleicht kitzelt etwas etc. Blicken Sie wertungsfrei und neugierig auf jede noch so kleine Empfindung, fast wie ein Kind, das staunend minutenlang die kleinsten Details eines Grashalms inspizieren kann.

Zwei Dinge sind nun dabei entscheidend.

Erstens: Halten Sie Ihren Fokus auf der Wahrnehmung, die Sie machen, und lassen Sie sich nicht von anderen Gedanken ablenken.

Sie werden sehr schnell merken, dass das ziemlich schwierig ist – letztlich kaum möglich. Womit Sie hier zu tun bekommen, wird in der buddhistischen Meditation – der die Achtsamkeitspraxis ursprünglich entlehnt wurde – als „monkey mind", also etwa Affengeist, bezeichnet. Ihr Geist, also Ihr Denken, läuft nämlich keineswegs folgsam, ruhig und unbeirrbar wie ein Maultier in die Richtung, die Sie ihm vorgeben, stattdessen verhält er sich wie ein kleiner wilder Affe. Er hüpft und turnt permanent in der Gegend herum, springt mal hier hin, schaukelt mal an jenem Ast und purzelt um den nächsten und wenn Sie sich vornehmen, nur daran zu denken, wie sich Ihr Atem in der Nase anfühlt, dann sieht das zunächst vermutlich etwa so aus: „Also, ich spüre einen Luftzug und hier kitzelt es, ach, das Kitzeln hat mich neulich bei der Erkältung so genervt, ich hab jetzt noch den Geschmack von den ständigen Eukalyptusbonbons im Mund, apropos Geschmack, auf den Eintopf von gestern hab ich heute wirklich keine Lust, blöd, dass ich so viel davon gemacht hab – oh, die Wäsche muss auch noch aus dem Trockner und warum juckt es jetzt auf einmal so eklig am Fuß?" Das ist völlig normal und auch nicht einfach abzustellen, ganz im Gegenteil ist genau das der Inhalt der Meditationsübung: Jedes Mal, wenn Sie Ihren Geist dabei ertappen, wie er abschweift, stellen Sie sachlich fest, „Jetzt bin ich abgeschweift", und bringen Ihren Fokus dann zurück zu Ihrem Meditationsinhalt. Das tun Sie immer und immer wieder und keine Angst, dies bedeutet nicht ein Scheitern der Meditation, sondern genau das ist die geistige Übung, um die es geht. Selbst wenn Sie 30 Minuten am Stück meditieren, wird Ihnen das am Ende noch genauso passieren, und auch nach jahrelanger intensiver Praxis hört es nicht ganz auf. Sie werden aber feststellen, dass Ihnen das Fokus-Halten immer leichter fällt - allerdings kann es Wochen, wenn nicht sogar Monate, dauern, bis Sie eine Veränderung bemerken. Auch das ist okay und auch davor entfaltet die Meditation die Wirkung, die sie haben soll.

Der zweite wichtige Aspekt ist: Bleiben Sie neutral und wertungsfrei. Alles, auf das Sie während Ihrer Meditation blicken – sei es der eigentliche Meditationsinhalt oder seien es eindringende Gedanken – wird nicht bewertet.

Sie spüren den kühlen Luftzug in der Nase und stellen das einfach nur fest. Sie denken, „Ich muss nachher unbedingt noch meine Mutter zurückrufen", und dann stellen Sie fest: „Ah, ich bin abgeschweift. Das ist so. Punkt." Sie denken nicht: „Mist, jetzt habe ich schon wieder den Fokus verloren, heute bin ich aber unkonzentriert, das hätte nicht passieren sollen." Das gilt auch für größere Herausforderungen: Wenn Sie beispielsweise Kopfschmerzen oder auf einmal einen Schub Angst aufwallen spüren, denken Sie sich: „Aha, da ist also wieder die Angst. Ich nehme wahr, dass sie auftaucht, dann lasse ich sie liegen und wende mich bewusst wieder meinem Atem zu." Ganz sicher wird es nicht sofort gelingen, dass Ihnen auf Knopfdruck Ängste, Schmerzen und Sorgen egal sind, doch durch die fortwährende Übung, alles einfach nur wahrzunehmen, dann sachte beiseitezuschieben und wieder zum eigentlichen Meditationsgegenstand zurückzukehren, tun Sie auf lange Frist genau das, was für die Verbesserung Ihrer Angstproblematik sorgen kann.

Tipp:
Die Atemübung ist ein toller Einstieg und eignet sich wunderbar auch für kleine Einheiten zwischendurch, ob in der Mittagspause im Büro oder wenn Sie ein paar Minuten haben, während die Kartoffeln vor sich hin kochen. Zu Beginn empfiehlt es sich allerdings, mit Einheiten zu starten, für die Sie sich bewusst Zeit nehmen und ein passendes Setting etablieren, je geübter Sie sind, desto einfacher wird es Ihnen fallen, jederzeit und überall für ein paar Minuten im Meditationsmodus zu versinken. Apropos Dauer: Beginnen Sie mit wenigen Minuten, erfahrungsgemäß ist dies für Einsteiger bereits eine Herausforderung, was die Konzentration angeht, letztlich können Sie aber so lange meditieren, wie Sie möchten, wie es Ihnen guttut und wie Sie merken, dass Sie in der Lage sind, einen gewissen Fokus aufrechtzuerhalten.

Wenn Sie nicht immer nur auf Ihren Atem achten wollen, gibt es, wie erwähnt, jede Menge Alternativen: Bei einer Gehmeditation etwa widmen Sie jedem kleinen Aspekt Ihrer Schritte die achtsame Aufmerksamkeit, achten etwa auf Druck auf dem Fußballen, das Ziehen im Mittelfuß, die leichte Anspannung im Bauchbereich beim Gewichtverlagern, die Berührung der Zehen etc. Sie können auch mit der gleichen Achtsamkeit etwa eine Traube verspeisen, der Feuchtigkeit im Mund nachspüren, die Säure an der Zunge fühlen, darauf achten, wie Ihre Zähne Druck auf die Schale aufbauen, wie ein Schalenteil beim Schlucken am Rachen entlangreibt etc. Ob Zähneputzen, ein Wäschestück falten, Trinken oder Hände eincremen – mit ein wenig Übung können Sie sehr viele einfache Tätigkeiten in eine kurze Achtsamkeitsmeditation verwandeln, indem Sie immer die gleiche Neugier, Aufmerksamkeit und erforschende Detailliertheit aufwenden und dabei an Fokus, Gedankenkontrolle und wertungsfreier Neutralität arbeiten.

Autogenes Training

Im Reigen der Entspannungsmethoden darf auch das autogene Training nicht fehlen. Wie Achtsamkeit ist es bei Stressgeplagten hierzulande mittlerweile weit verbreitet und überzeugt ebenfalls durch leichte Anwendbarkeit und Erlernen im Selbststudium. Auch hier gibt es Kurse, die empfehlenswert sein können, wenn Sie wirklich tiefer einsteigen möchten in die Methode oder zu den Menschen zählen, die sich mit Anleitung grundsätzlich leichter auf solche Aktivitäten einlassen können. Im Vergleich etwa zu progressiver Muskelentspannung und Achtsamkeit gibt es jedoch ein paar grundlegende Unterschiede. So ist autogenes Training letztlich eine Variante der Selbstbeeinflussung bzw. der Selbsthypnose, die auf den Psychiater Johannes Heinrich

Schultz (1884 in Götting, 1970 in West-Berlin) zurückgeht. Mit entsprechenden Gedankentechniken soll konkreter Einfluss etwa auf Durchblutung, Atmung und Herzschlag genommen werden, sodass den Praktizierenden das Erlangen eines tiefenentspannten, tranceartigen Zustands ermöglicht wird. Dies verlangt ein nicht unerhebliches Maß an Vorstellungskraft sowie wirkliche Bereitschaft, sich darauf einzulassen und sich in die Übungen zu vertiefen. Die positive Wirkung ist allgemeiner und grundsätzlicher: Mit regelmäßiger, langfristiger Praxis lassen sich Anspannung und Stress dauerhaft senken, was schließlich indirekt auch bei der Hypochondrie ein sehr großer Vorteil sein kann, als Instrument gegen akute Ängste ist autogenes Training hingegen etwa den Erfahrungen der Angst- und Panikhilfe Schweiz zufolge weniger geeignet. Hinzu kommt, dass gerade Hypochondern das Fallenlassen in sich verändernde Wahrnehmungszustände oftmals schwerfällt und in akuten Angstmomenten ist generell nicht davon auszugehen, dass Sie die nötige Fantasie und Gelassenheit aufbringen, um das Training durchzuführen. Als langfristige Methode können Sie jedoch durchaus davon profitieren – ob autogenes Training Ihre Goldmethode zu mehr Entspannung ist, hängt somit stark von Ihrer Persönlichkeit ab. Wer etwa die konkrete Anweisung der progressiven Muskelentspannung schätzt, kommt hierbei vermutlich weniger auf seine Kosten.

Und wie genau funktioniert das? Kurz gesagt führen Sie beim autogenen Training eine Art Selbsthypnose durch, indem Sie durch Suggestionen, also Selbstbeeinflussung durch bestimmte Vorstellungen oder Formeln, vegetative Vorgänge im Körper (Durchblutung, Puls etc.) so beeinflussen, dass sie dem Ruhezustand des Körpers entsprechen. Das zu erreichen, ist Ziel der grundlegenden Ebene des autogenen Trainings, Fortgeschrittene arbeiten schließlich mit komplexeren Imaginationen, mit sogenannter Wach-Traum-Technik. Hier werden eine tiefe Beschäftigung mit dem Selbst, neue Erkenntnisse und Entwicklungsansätze möglich, im Rahmen von psychotherapeutischer Intervention lässt sich die Methode auch einsetzen, um etwa hartnäckige und beeinträchtigende Konflikte zu bearbeiten. Wie Sie sich jedoch denken können, ist diese fortgeschrittene Trainingsstufe nicht das, worauf Selbstversuche abzielen – damit gehören Sie in erfahrene, professionelle Hände. An Übungen der Grundstufe können Sie sich jedoch problemlos selbst einmal versuchen, im Folgenden finden Sie die Anleitungen zu drei Standardvarianten: die Schwereübung, die Wärmeübung und die Herzübung.

Anleitung: Schwereübung

Die Schwereübung zielt darauf ab, eine tiefe Entspannung Ihrer gesamten Muskulatur zu erzeugen, wodurch sich schließlich ein leichtes, jedoch meist deutlich wahrzunehmendes Schweregefühl einstellt. Und so klappt das Ganze: Nehmen Sie sich etwa zehn Minuten Zeit, sorgen Sie auch hier dafür, dass Sie ungestört bleiben und Ihnen idealerweise nicht direkt im Anschluss der nächste Termin im Nacken sitzt, und schaffen Sie eine angenehme Umgebung. Sie können die Übung im Sitzen auf einem Stuhl durchführen, dann nehmen Sie die „Kutscherhaltung" ein: über die Beine gebeugter Oberkörper, Nacken- und Kopfpartie hängen locker vorne über, die Unterarme legen Sie auf Ihren Oberschenkeln ab. Dies sollte Ihnen – mit passender Sitzflächenhöhe – ein maximal anspannungsfreies Sitzen ermöglichen, noch empfehlenswerter ist es jedoch, im Liegen zu praktizieren, dann auf einer Trainingsmatte, einer Decke oder Ähnlichem, auf nicht zu weichem Untergrund, auf dem Rücken liegend und mit neben sich abgelegten Armen. In jedem Falle praktizieren Sie mit geschlossenen Augen und konzentrieren sich dann zunächst auf einen Arm, als Rechtshänder beginnen Sie nun beispielhaft mit dem rechten. Spüren Sie genau in diesen Arm hinein und fühlen Sie die Schwere, mit der er schon jetzt auf dem Boden / Ihrem Oberschenkel aufliegt. Verstärken Sie nun dieses Schweregefühl durch eine einfache Form der Suggestion, indem Sie denken: „Mein rechter Arm ist ganz schwer." Denken Sie dies immer wieder, etwa vier bis sechs Wiederholungen sind üblich, konzentrieren Sie sich dabei auf die Schwerewahrnehmung und steigern Sie damit Stück für Stück dieses Gefühl. Mit zunehmender Schwere werden Sie auch zunehmende Entspannung der Muskulatur in diesem Arm empfinden. Nach einiger Zeit wechseln Sie hinüber zu Ihrem linken Arm, während Sie den rechten einfach in dieser Schwere verweilen lassen. Führen Sie nun mit dem linken Arm genau die gleiche Übung durch wie mit dem rechten und passen Sie dazu auch die Suggestionsformel an, also: „Mein linker Arm ist ganz schwer." Auf dieselbe Weise verfahren Sie anschließend mit Ihrem rechten und linken Bein, am Ende sollten Sie idealerweise mit tiefem, entspanntem Schweregefühl in allen Extremitäten in ruhigem Zustand daliegen/-sitzen. Sie können in diesem Zustand eine Weile verharren und die Ruhe genießen, sobald Sie die Übung dann beenden wollen, „aktivieren" Sie Ihre Muskulatur, indem Sie sie bewusst anspannen, etwa durch das Ballen der Faust oder das Einkrallen der Füße. Recken und strecken Sie sich gründlich, öffnen Sie Ihre Augen wieder und stehen Sie langsam auf (Achtung Kreislauf!). Diese Auflösung der Entspannung heißt „Rücknahme" und bringt Sie gewissermaßen wieder zurück in die Realität des Alltags.

Anleitung: Wärmeübung

Einen sehr ähnlichen Effekt erzeugen Sie mit der ebenfalls sehr ähnlich ablaufenden Wärmeübung. Anstatt den einzelnen Gliedern Schwere zu suggerieren, führen Sie hier bewusst ein Wärmeempfinden herbei, was für geweitete Blutgefäße sorgt und über diesen Mechanismus zu Ruhe führt. Führen Sie die Übung genau wie die Schwereübung durch, nur mit dem Unterschied, dass Ihre Suggestionsformel etwa „Mein linker Arm ist ganz warm" lautet. Wenn Sie möchten, können Sie bei beiden Übungen auch zusätzlich immer beim Wechsel zu den nächsten Gliedmaßen eine Ruheformel einfügen, etwa: „Ich bin ganz ruhig." Diese wiederholen Sie ebenfalls vier- bis sechsmal.

Anleitung: Herzübung

Die Herzübung wendet sich schließlich einem ganz zentralen Organ zu, Ihrem Herzen. Auch diese führen Sie entweder in der Kutscherhaltung oder im Liegen durch und beginnen mit ruhigem Atem sowie einigen Wiederholungen Ihrer Ruheformel. Wenn sich eine gewisse Entspannung eingestellt hat, wenden Sie Ihre Aufmerksamkeit Ihrem Herzschlag zu. Fühlen Sie das Pochen in Ihrem Brustkorb, stellen Sie sich vor, wie Ihr Herz befreit, kraftvoll und gleichmäßig in Ihnen schlägt und wenn Sie möchten, können Sie Ihren Körper einmal auf Ihren Puls hin „absuchen". Möglicherweise spüren Sie ihn in der Kehle, in den Fingern oder auch im Bauch. Widmen Sie sich dann Ihrer Suggestionsformel, ein paar Beispiele dafür lauten: „Mein Herz schlägt ganz ruhig und entspannt", „Der Rhythmus meines Herzens ist entspannt und gleichmäßig" oder „Mein Herz hat freien Raum in meiner Brust." Wählen Sie die Formel, die Ihnen am meisten Zuversicht und Vertrauen zu Ihrem Herzen vermittelt, die sich gut anfühlt und möglichst angenehme Empfindungen hervorruft. Sie müssen für diese Übung nichts weiter tun, sondern nur Ihre ganze Wahrnehmung auf Ihren Herzschlag richten und den beständigen, verlässlichen und gesunden Schlag dieses lebensspendenden Organs genießen.

Einige Anmerkungen zum Schluss: Als Herzinfarktpatient oder Betroffener anderer Herzerkrankungen/-störungen sollten Sie diese Übung höchstens unter ärztlicher Aufsicht durchführen. Für alle rundum gesunden Hypochonder gilt jedoch auch: Die Herzübung ist in vielen Fällen – zumindest zu Beginn Ihrer Entspannungsbemühungen – nicht der richtige Weg. Gerade auf den Puls richten sich viele Krankheitssorgen und genau das Gefühl, das Herz schlage zu fest, zu schnell oder unregelmäßig, ist sowohl Inhalt als auch Auslöser vieler akuter Krankheitsangsterlebnisse. Betroffenen gelingt es dann meist nicht, den Herzschlag entspannt und wertungsfrei als Grund der Freude wahrzunehmen, ganz im Gegenteil feuern die Neuronen aus allen Angstrohren. In diesem Falle ist die Übung kontraproduktiv, wenn Sie jedoch davon ausgehen, damit gut zurechtzukommen, versuchen Sie sich gerne einmal daran und bedenken Sie: Wenn Sie sich Ihrem Herzschlag mit einem Mal bewusst zuwenden, kann sich durchaus eine kleine Änderung dabei ergeben, vielleicht auch nur in Ihrer Wahrnehmung. Wenn Sie ansonsten ein herzgesunder Mensch sind, ist das jedoch in aller Regel kein Grund zur Sorge, sondern normal und mit dem Verlauf der Übung sollte der Puls sich beruhigen und verlangsamen.
Für all die Übungen gilt: Wenn Sie sich dabei unwohl fühlen oder gar bemerken, dass Ihre Ängste sich steigern, brechen Sie die Übung ab.

Hinweis:
Wärme- und Schwereübung haben sich als hervorragende Einschlafhilfen erwiesen! Wenn Sie mit diesen Methoden also regelmäßig arbeiten und gut zurechtkommen, können Sie sich ganz einfach vor dem Schlafen eine Einheit gönnen – und guter Schlaf wirkt schließlich Wunder gegen Stress und kann darüber natürlich auch direkten Einfluss auf Ihr Angstlevel nehmen.

Qigong

Meditativ anmutende, langsame Bewegungen, die an Kampfkunst erinnern: Dieses Bild haben viele bei Qigong im Kopf, tatsächlich werden dabei oft Qigong und Tai-Chi vermischt. Die beiden Techniken ähneln sich und stehen auch miteinander in Verbindung, denn beide haben ihre Ursprünge in alten chinesischen Lehren. Doch während Tai-Chi ursprünglich wirklich als reine Kampfkunst konzipiert war, handelt es sich beim Qigong um ein gesundheitliches Konzept der Traditionellen Chinesischen Medizin (TCM), das außerdem bereits viel älter ist. Es zielt darauf ab, die Gesamtgesundheit der Praktizierenden zu fördern, indem bestimmte Bewegungen und bewusste Atemtechnik das Qi, also die Lebensenergie, harmonisch und ausgeglichen fließen lassen sollen und die Prinzipien des Yin und Yang in Balance halten. Störungen hierbei werden von der TCM als die Ursache von Erkrankungen angesehen – Qigong soll der Entstehung also vorbeugen. Viele Tai-Chi-Stile beinhalten übrigens auch Elemente des Qigong und gerade in der westlichen Welt werden beide Praktiken oft nicht scharf getrennt in gesundheitsorientierten Kursen vermittelt. Was Sie letztlich tun: bestimmte Bewegungen und Bewegungsabfolgen ausführen, und zwar langsam, präzise und vor allem fließend. Dazu wird der Fokus auf die richtige Atmung gelegt.

Und hilft das nun bei Ihren Ängsten? Die Frage kann unter zwei Gesichtspunkten beantwortet werden: Folgen Sie den Auffassungen der TCM, so liegt die Ursache aller Störungen – also auch Ihrer Krankheitsangst – letztlich in einer Dysbalance Ihrer Lebensenergie und damit ist Qigong eine Möglichkeit, Ihre Beschwerden zu lindern. Fragen Sie hingegen die westliche Psychologie- und Medizinforschung, fällt die Antwort etwas anders aus – allerdings mit gleichem Ergebnis. Denn auch hier wird festgestellt, dass die langfristige, regelmäßige Praxis von Qigong eine Vielzahl positiver Wirkungen haben kann: Vor allem im Bereich Entspannung und Ausgeglichenheit sind hier Verbesserungen zu erhoffen, zudem steigt die Konzentrationsfähigkeit, das vegetative Nervensystem stabilisiert sich und auch Ängste und andere seelische Belastungen können gemildert werden. Zudem bringt Qigong auch im rein körperlichen Bereich einige Vorteile: Gelenke werden beweglicher, die Muskeln im Rücken werden kräftiger und entlasten so die Wirbelsäule und die trainierte tiefe Atmung in den Bauch kann sich auch günstig auf den Kreislauf auswirken. Zwar sind die Kräftigungsaspekte nur sehr mild ausgeprägt, da es sich um ein äußerst sanftes Training handelt, insgesamt spricht jedoch einiges für regelmäßiges Qigong, insbesondere im mentalen Bereich.

Für Qigong gilt noch mehr als für andere Methoden: Professionelle Anleitung ist äußerst hilfreich. Schließlich geht es um das korrekte und präzise Ausführen einer Vielzahl an zwar leichten, aber mitunter komplexen Übungen, dazu soll auch der Atem noch in Einklang gebracht werden. Gerade das Beschreiben von Bewegungsabläufen erweist sich oft als nicht nur kompliziert, sondern selbst bei korrekter Schilderung oft unverständlich für den Nachahmer – Sehen und Nachmachen sind hier unschlagbar. Im Kurs mit Gleichgesinnten klappt das hervorragend, jedoch haben Sie heutzutage natürlich auch die Möglichkeit, nach der Anleitung von Videos zu üben. Sie finden sowohl zahlungspflichtige Kursangebote als auch eine große Auswahl an kostenlosen YouTube-Videos von professionellen Anbietern, mit denen Sie ganz einfach erste Erfahrungen sammeln können. Um einen ersten kleinen Einblick zu bekommen, können Sie jedoch auch mit folgender Anleitung einmal zuhause ins Qigong hineinschnuppern.

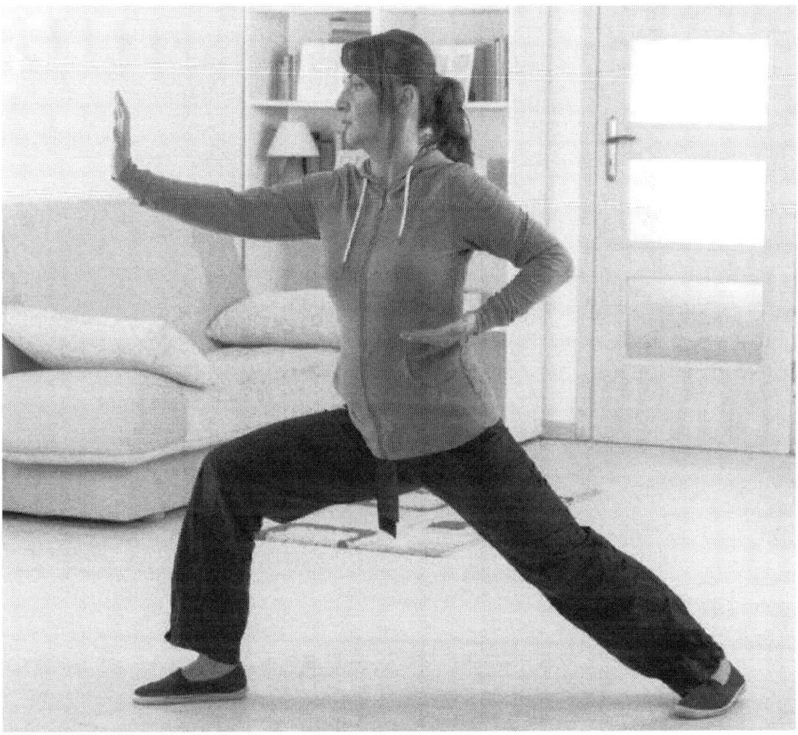

Ein paar Grundregeln gelten für jede Praktik:
Die Haltung ist aufrecht, mit entspanntem Nacken, der in der Verlangerung der Wirbelsäule positioniert wird, Sie stehen fest und stabil, wobei Sie Ihr Körpergewicht auf beide Füße gleichermaßen verteilen, die Schultern hängen locker, Bewegungen und Position werden zwischen Oberkörper und Unterkörper genau koordiniert, die Bewegungen sind geschmeidig, ruhig und fließend und es geht dabei nicht um Kraft. Körperlich sind Sie zwar in dauernder, sanfter Bewegung, jedoch genau so sanft, dass Ihr Geist in völliger Ruhe bleibt. All Ihre Übungen beinhalten immer drei zentrale Aspekte: die Atmung,

die Bewegung sowie Körperhaltung und schließlich die aufmerksame, gesammelte Konzentration. Es geht also keineswegs um reine gymnastische Übungen – wenn Sie einmal merken, dass Sie geistig überhaupt nicht in der Lage sind, wirklich fokussiert zu üben, dann ist das Training sinnlos, denn um das simple Aneinanderreihen bestimmter Muskelübungen geht es nicht.

Anleitung: Qigong-Übungen

Übung 1 - Standübung

Angefangen wird stets mit der sogenannten Standübung, mit der die Energie gesammelt wird und Sie den grundlegenden Fokus schaffen. Stellen Sie sich etwa hüftbreit hin, Schultern locker hängend, die Fußspitzen zeigen nach vorne und dann beugen Sie ganz leicht Ihre Knie und schieben die Hüfte minimal nach vorne, um Ihre Wirbelsäule in eine möglichst gerade Linie zu bringen. Stellen Sie sich vor, an Ihrem Kopf wäre oben ein Faden befestigt, der ihn nach oben zieht – das ist die korrekte Nackenposition in Verlängerung der Rückenwirbelsäule, für die meisten Menschen bedeutet dies, das Kinn ein klein wenig zur Brust zu neigen. Legen Sie anschließend die Hände auf den Unterbauch, denn entsprechend der TCM befindet sich dort das energetische Zentrum Ihres Körpers. Halten Sie diese Position eine Weile, atmen Sie ruhig und gleichmäßig und lenken Sie Ihre Aufmerksamkeit zu besagtem Energiezentrum. Spüren Sie, wie Sie ruhiger und gelassener werden. Anfänger verweilen in dieser Haltung etwa zwei Minuten, fortgeschrittene Qigong-Praktizierende sammeln auf diese Weise bis zu einer Viertelstunde lang ihre Energie.

Übung 2 - Armeschwingen

Diese Einleitungsübung ist noch sehr statisch und deswegen auch nach gelesener Anleitung leicht durchzuführen, nun wird es ein wenig dynamischer: mit dem Armeschwingen. Sie nehmen die eben beschriebene Grundposition ein und beginnen dann damit, Ihren Oberkörper hin und her zu rotieren. Dabei bleiben Sie völlig entspannt, sodass Ihre Arme wechselseitig mitschwingen. Auch die Hüfte dreht leicht mit, Ihre Knie hingegen bleiben möglichst stabil. Kontrollieren Sie zwischendurch Ihre Position, also Kopfhaltung, Hüfthaltung, Knie und Füße wie oben beschrieben, und achten Sie darauf, dass auch die Schultern ganz locker bleiben: Sie üben mit Schultern oder Armen keine Kraft aus, das Schwingen der Arme ist nur das Resultat Ihrer Oberkörperrotation. Auch diese Übung können Sie zu Beginn etwa zwei Minuten aufrechterhalten. Um sie zu beenden, schwingen Sie langsam aus und legen im Ruhezustand erneut Ihre Hände auf den Unterbauch.

Übung 3 - seitliches Pendeln

Nun können Sie fortfahren mit dem seitlichen Pendeln. Hierfür stellen Sie sich etwas breitbeiniger hin und pendeln dann den Oberkörper (ohne Rotation) nach links und rechts, wobei Sie das Gewicht jeweils abwechselnd auf eines der Beine verlagern und das entsprechende Knie leicht beugen. Dabei bleibt der Rücken gerade, Sie drehen auch nicht ein und pendeln nur so weit, wie Sie ohne Mühe das Gleichgewicht halten. Den Fokus lenken Sie währenddessen erneut auf Ihr Energiezentrum, die Bewegung wird langsam und ruhig ausgeführt. Auch hier sind wieder zwei Minuten eine gute „Einstiegsdosis", anschließend bringen Sie die Beine wieder ein wenig näher zusammen und kehren zurück in Ihre Ausgangsposition.

Übung 4 - Anziehen der Beine

Anschließend können Sie sich am Anziehen der Beine versuchen: Nehmen Sie die Ausgangsposition ein, dann legen Sie beide Hände übereinander auf den unteren Rücken und bringen anschließend im Wechsel je ein Bein unten nach vorne, um es anschließend in einer kreisförmigen Bewegung noch oben hin zum Körper anzuziehen, sprich anzuwinkeln. Dann setzen Sie den Fuß ab und tun das Gleiche mit dem anderen Bein, stets im Wechsel. Die Bewegung lässt sich am ehesten mit Rückwärts-Fahrradfahren vergleichen, bei jedem Mal, das Sie Ihr Bein nach vorne bringen, senken Sie den gesamten Körper ein wenig ab.

Wie Sie bemerkt haben werden, handelt es sich wirklich um sehr einfache und den Körper kaum belastende Übungen, die auch von Anfängern mühelos ausgeführt werden können. Allerdings hat vermutlich bereits die vierte Übung – obgleich auch diese noch als sehr simpel gelten kann – Ihnen gezeigt, wie kompliziert es sein kann, aus einer reinen Beschreibung eine konkrete und zutreffende Vorstellung der beabsichtigten Bewegung herzuleiten. Für ernsthafte Qigong-Praxis kommen Sie also um professionelle Anleitung – und idealerweise auch Überwachung – nicht umhin.

Hinweis:
Zwar sind die Übungen äußerst sanft und wenig belastend für bestimmte Körperpartien oder das Herz-Kreislauf-System, doch wenn Sie konkrete Probleme, etwa mit Wirbelsäule, Hüfte oder Knie, oder ernsthafte Grunderkrankungen haben, dann sollten Sie auch hier zuvor ärztliche Rücksprache halten – insbesondere, wenn Sie mit Online-Kursen oder Videos Ihre Praxis intensivieren möchten.

Biofeedback

In diesem Kapitel lernen Sie nun eine Methode kennen, die sich stark von den bisherigen Ansätzen unterscheidet. Denn beim Biofeedback geht es nicht um eine Entspannungstechnik (obgleich auch hiermit an der Steigerung gezielter Entspannungsfähigkeit gearbeitet werden kann), sondern Sie versuchen, Ihrer Krankheitsangst mit Fakten, Rationalität und wissenschaftlicher Analyse zu Leibe zu rücken. Das können Sie allerdings nicht in Eigenregie durchführen, sondern müssen sich an eine Praxis wenden, die diese Therapieform anbietet, meist eine psychotherapeutische Praxis mit Zusatzqualifikation für Biofeedback. Zudem ist die Methode keine reguläre Kassenleistung, wenn Sie sich jedoch dafür entscheiden, sollten Sie auf jeden Fall bei Ihrer Krankenkasse nachfragen, denn es können auch Zuschüsse gewährt werden. Diese Investition kann sich durchaus lohnen: Eine Studie von Alexandra Nanke und Winfried Rief von der Philipps-Universität Marburg stellte fest, dass die Arbeit mit Biofeedback bei Patienten mit somatoformen Störungen (zu denen meist auch die Hypochondrie gezählt wird) ein vielversprechender Hilfsansatz sein kann, und auch an der Flensburger Fachklinik für Psychiatrie, Psychosomatik und Psychotherapie machen speziell ausgebildete Biofeedback-Therapeuten damit gute Erfahrungen. Doch worum handelt es sich bei der Methode genau? Das erklärt sich rasch, wenn Sie den Begriff in seinen Einzelteilen betrachten: „bio" beschreibt biologische Aspekte, also in diesem Fall körperliche Vorgänge, und „feedback" meint die Rückmeldung bzw. das Sichtbarmachen der Prozesse, die sonst unbemerkt – oder zumindest nicht tatsächlich beobachtbar – ablaufen. Denn unbemerkt sind sie beim Hypochonder gerade nicht: Dinge wie Herzschlag, Atmung oder Muskelanspannung und daraus resultierende Wahrnehmungen nehmen Menschen mit Krankheitsangst ja gerade in übersteigertem Maße wahr, nur leider nicht mit der korrekten Interpretation. Genau an dieser Stelle setzt nun die Biofeedback-Methode an: Der Patient wird an verschiedene Messinstrumente angeschlossen, die unter anderem Herzfrequenz, Blutdruck, das Level der Muskelspannung, Temperatur von Körper und Haut oder die Leitfähigkeit der Haut (beispielsweise durch Schwitzen beeinflusst) messen. Dann kommt der eigentliche Clou: Das Ganze wird sichtbar gemacht. Hier kommen meist Bildschirme zum Einsatz, die auf unterschiedliche Art und Weise visualisieren können, was gerade im Körper passiert.

Beispiel:
Es wird per Sonde am Finger genau überwacht, wie sich die Hautleitfähigkeit verändert, was einen Rückschluss auf das Anspannungslevel des autonomen Nervensystems zulässt. Die Werte werden angezeigt und daraus wird eine Kurve gebildet, die den Patienten ganz einfach sehen lässt, was sich da tut.
Eine andere Möglichkeit ist etwa, die Atmung durch einen Ball darzustellen, der sich mit dem Einatmen vergrößert – quasi aufbläst – und mit dem Ausatmen verkleinert, je tiefer der Atemzug, desto größer die Ausdehnung.

Diese Darstellungsmöglichkeit kann der Therapeut nun für zweierlei Dinge nutzen und diese Kombination macht die Anwendung für Hypochonder potentiell ziemlich wertvoll. So ist zunächst ein Provokationstest angezeigt: Der Therapeut führt vorsätzlich bestimmte Zustände bzw. Reaktionen im Patienten herbei, also z. B. Angst, Stress oder Entspannung. Denkbar ist hier etwa, dass der Hypochonder genau von seinen akuten Ängsten berichtet, wobei er sich ein Stück weit in diese Angst hineinsteigern wird, und die körperlichen Reaktionen darauf werden sofort sichtbar gemacht. Das heißt, der Patient sieht auf dem Bildschirm in Echtzeit, wie etwa das bloße Sprechen über eine starke Krebsfurcht seinen Puls beschleunigt, das Muskelspannungsniveau steigen lässt oder für vermehrtes Schwitzen sorgt. Hier werden zwei wichtige Punkte verdeutlicht: Zum einen wird dem Patienten bewiesen, dass Symptome, die ihn oft stark ängstigen und immer weiter in die Panikspirale hineintreiben, zweifelsfrei nachweisbar ganz alleine von psychologischen Ursachen herrühren können, es wird also der Beweis erbracht: Ich kann tatsächlich völlig ohne körperlichen Auslöser Herzrasen erleben, alleine die Macht meiner Gedanken reicht aus, um etwas auszulösen, das dann ganz klar körperlich wahrnehmbar ist und existiert.

Zum anderen wird ebenfalls deutlich: Das Ganze habe ich in der Hand. Denn schließlich wurde diese Veränderung bewusst und vorsätzlich herbeigeführt, das heißt also, es ist prinzipiell möglich, aus reiner Willensentscheidung gezielten Einfluss auf derartige Vorgänge zu nehmen – und was in paniksteigernder Richtung funktioniert, geht natürlich ebenso umgekehrt. Das führt zum zweiten Aspekt, den der Therapeut für eine Intervention per Biofeedback nutzt: nicht nur zeigen, was dem Patienten passiert, sondern im Anschluss gezielt die Fähigkeit des Patienten trainieren, in gewünschter Weise Einfluss zu nehmen. So können etwa Atemübungen durchgeführt werden, bei denen der Betroffene auf dem Bildschirm live mitverfolgen kann, wie etwa tiefe, ruhige Atmung körperliche Prozesse von Stress und Angst reduziert. Mit dem direkten Feedback, welche exakte Wirkung von welcher bewussten Verhaltensänderung ausgeht, lassen sich Entspannungstechniken einüben, sodass Patienten schließlich auch selbstständig in der Lage sind, mit den entsprechenden Strategien an Ihrem Entspannungslevel zu arbeiten. Zudem gelangen Betroffene zu der Erkenntnis, dass sie ihren Ängsten – womöglich gar Panikattacken – nicht einfach machtlos ausgeliefert sind, sondern dass sie selbst Mittel in der Hand haben, aktiv zu werden, und in konstruktiver Weise in die Vorgänge eingreifen. Dieses Erlebnis der Selbstwirksamkeit ist erfahrungsgemäß für viele Angstpatienten ein enorm wichtiger Punkt auf ihrem Weg zur Bekämpfung ihrer Problematik und gerade Hypochonder profitieren zusätzlich vom Aspekt der klaren Fakten und wissenschaftlichen Unumstößlichkeit.

Wenn diese Schilderung Ihr Interesse geweckt hat, dann können Sie der Biofeedback-Methode durchaus einmal eine Chance geben. Es empfiehlt sich, dies eingebettet in ein größeres therapeutisches Geflecht zu tun, insbesondere, da Sie hier ja auch nicht ohne professionelle Beteiligung tätig werden können, und so ist zunächst auch die ärztliche Einschätzung über den möglichen Nutzen in Ihrem konkreten Fall entscheidend. Wichtig ist, sich vor Augen zu führen, dass es bei der Methode – allem Anschein einer medizinischen Behandlung mit Messgeräten zum Trotz – in allererster Linie um Ihre Arbeit geht. Sie selbst müssen hier beharrlich aktiv bleiben, denn die Veränderungen gehen einzig und alleine von Ihnen aus, das medizinische Equipment leistet hier nur Anzeigearbeit.

Auch interessant: Neben der Biofeedback-Therapie gibt es auch noch die Neurofeedback-Therapie. Hier wird letztlich das Gleiche gemacht, allerdings werden dabei die Hirnströme gemessen. Das Anwendungsspektrum ist relativ breit, so nutzen Therapeuten die Methode bei ADHS-Patienten, Epileptikern, Suchtkranken, Migränepatienten – oder bei Menschen mit Angst- und Panikstörungen. Die Aktivität des Gehirns wird dabei per Elektroenzephalografie (EEG) gemessen und schließlich für den Patienten nachvollziehbar grafisch dargestellt. So sollen Betroffene lernen, beispielsweise Konzentration oder eben Entspannung zu beeinflussen und zu lenken.

Übrigens: Auch, wenn all die Messgeräte und Elektroden befremdlich klingen, weder Biofeedback noch Neurofeedback sind schmerzhaft oder unangenehm. Zudem sind sie gut verträglich und so gibt es kaum Kontraindikationen, die gegen eine Anwendung sprechen. Ohnehin sind beide jedoch nur in einem professionellen medizinischen Umfeld möglich, sodass die Behandler abklären, ob die Methoden für Sie in Frage kommen und empfehlenswert sind.

Hypnose

Eine äußerst interessante weitere Methode kommt ebenfalls nicht ohne professionelle Begleitung aus: die Hypnose, mittlerweile fachlich auch Hypnotherapie genannt. Wer dabei an fragwürdige Bühnenperformance mit willenlos gemachten Protagonisten denkt, der liegt völlig falsch. Denn die Hypnose ist mittlerweile eine wissenschaftlich gut erforschte Technik und gilt unter dem Begriff „klinische Hypnose" oder auch „Hypnotherapie" seit 2006 als fundierte und anerkannte Psychotherapiemethode. Sehr gerne kommt sie in der Behandlung von unterschiedlichsten Schmerzproblematiken zum Einsatz, doch gerade auch bei Ängsten entfaltet sie ihr Wirkpotential hervorragend. Deshalb nun in Kürze die wichtigsten Fakten für Hypochonder zur Möglichkeit der Hypnotherapie.

Bei der Hypnose werden Sie von einem dafür ausgebildeten Therapeuten in Trance versetzt. Dazu gilt es, einige Dinge zu wissen. Erstens: Trance bedeutet nicht, willenlos ausgeliefert und der Fremdbestimmung unterworfen zu sein, sondern das Erreichen eines besonderen Zustands, bei dem sich Ihr Bewusstsein auf Ihr Inneres richtet oder auch auf bestimmte Aspekte. Vergleichbare Zustände lassen sich bei Geübten etwa auch durch Meditationen erreichen, auch Tagträumen geht in eine sehr ähnliche Richtung. Zweitens: Hypnotisieren lassen kann sich prinzipiell jeder Mensch mit gesunder, normaler Hirnfunktion, sofern er dies willentlich zulässt und dem Hypnotherapeuten in seinen Anweisungen folgt. Allerdings muss dazu gesagt werden, dass Menschen ganz unterschiedlich gute Fähigkeiten aufweisen, sich in Trance versetzen zu lassen bzw. sich wirklich darauf einzulassen. Bei manchen klappt das hervorragend und somit sind große Veränderungen bewirkbar, anderen Menschen gelingt es kaum oder gar nicht. Dies führt auch direkt zum dritten Punkt: Auch in Trance haben Sie jederzeit die Entscheidungsgewalt in der Hand. Sie können die Hypnose zu jedem Zeitpunkt beenden und sind dafür nicht auf Ihren Therapeuten angewiesen. Dieser bietet Ihnen Anleitung und Führung an, doch nur Sie selbst bestimmen, wohin Sie sich letztlich auf dieser Bewusstseinsreise begeben. Das räumt auch mit einem weit verbreiteten Mythos auf: Sie plaudern keine Geheimnisse aus und tun oder sagen keine Dinge, die Sie nicht im normalen Wachzustand auch sagen oder tun würden.

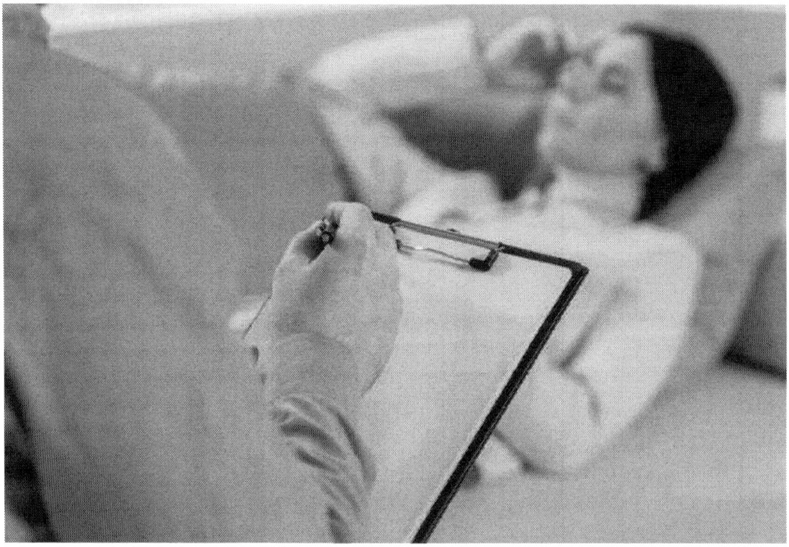

Obwohl die Hypnose mittlerweile gut genug erforscht ist, sodass die Ungefährlichkeit und Wirksamkeit belegt ist, weiß die Wissenschaft noch nicht exakt, was dabei eigentlich alles im Hirn passiert. Bildgebende Hirnuntersuchungen an Probanden unter Hypnose haben jedoch Erstaunliches zutage gefördert, was insbesondere Angstpatienten aufhorchen lassen dürfte: Die Hirnareale, die Angst oder auch Schmerzen verarbeiten, sind während des Hypnosezustandes nicht aktiv. So wird zwar beispielsweise ein ausgelöster Schmerzreiz durchaus entsprechend den üblichen Bahnen zum Hirn geleitet, allerdings folgt die Verarbeitung dort nicht den üblichen Mustern – ins Bewusstsein gelangt der Schmerz nicht. Hochaktiv sind im Gegenteil ganz andere Bereiche, und zwar diejenigen, die sich um Gefühle, Emotionen, Vorstellungskraft und Fantasie kümmern. Es ergibt sich also ein Hirnbild, das quasi dem entspricht, als würden Sie gerade etwas real erleben. Die Wissenschaft geht also davon aus, dass unter Hypnoseeinfluss im Gehirn gewissermaßen allerhand „Kopf steht“: Bereiche weisen unterschiedliche Aktivität auf und – so die Vermutung – ebenfalls andere Verknüpfungen untereinander. Das ermöglicht dann beispielsweise, die Empfindung von Schmerzen, die einmal „erlernt“ und abgespeichert worden ist, zu verändern, mit der faszinierenden Folge, Schmerzen abzumildern oder sogar zu tilgen. All diese Effekte macht sich die Hypnose im Bereich der Psychotherapie zunutze, sie wird beispielsweise gegen Angststörungen oder Suchtprobleme eingesetzt.

Zusammengefasst lässt sich sagen: Die Methode hat bei Angstpatienten – also auch ausgeprägten Hypochondern – durchaus Potential. Als reine Selbsthilfemethode taugt sie natürlich nicht, sondern funktioniert nur in Zusammenarbeit mit professionellen Therapeuten. An dieser Stelle eine ausdrückliche Warnung: Im Gegensatz zu vielen anderen Bezeichnungen im medizinisch-therapeutischen Bereich ist der Begriff des „Hypnosetherapeuten" nicht offiziell geschützt, das heißt, es darf sich letztlich jeder nach eigenem Gutdünken so nennen. Allerdings können Sie sich vorstellen, dass Sie sich gerade bei einer solchen Therapie nur in wirklich vertrauenswürdige und fachkundige Hände begeben sollten, und leider ist der Hypnose-Bereich auch für Esoteriker, Möchtegern-Magier oder einfach Heilpraktiker, die ihre Fähigkeiten überschätzen, ziemlich attraktiv. Stellen Sie also unbedingt sicher, dass Sie an qualifiziertes Personal geraten, dabei helfen Ihnen die „Deutsche Gesellschaft für Hypnose und Hypnotherapie" und natürlich Ihre behandelnden Ärzte und Therapeuten.

Sport

Eine echte Geheimwaffe im Kampf gegen Ängste ist etwas, das für manche ohnehin ein Hobby ist, für andere eher eine Schweinehund-Angelegenheit: Ja, Sport ist ein fantastischer Verbündeter im Kampf gegen Ängste, Unruhezustände und sogar Depressionen und gerade bei der Hypochondrie gibt es hier einige unschlagbare Vorteile. Die Wissenschaft weiß mittlerweile durch zahlreiche Studien – beispielsweise durch eine groß angelegte Untersuchung unter der Leitung von Maria Åberg von der Sahlgrenska Académie in Göteborg, bei der Patienten mit Panik- oder generalisierter Angststörung über zwölf Wochen hinweg ein Sportprogramm absolvierten und dabei sowohl Ängste als auch Depressionen merklich linderten –, dass Sport wirklich einen großen Einfluss auf Angsterkrankungen haben kann, und zwar in mehrere Richtungen: So entwickeln sportlich aktive Menschen mit geringerer Wahrscheinlichkeit überhaupt eine Angststörung, Inaktivität hingegen erhöht nachweislich das Risiko einer solchen Erkrankung und wenn Ängste einem schon das Leben schwer machen, ist Sport ebenfalls in der Lage, die Beschwerden zu mildern. Dies ist mittlerweile so gut bewiesen, dass sogar die S3-Leitlinie zur Behandlung von Angststörungen (Behandlungsempfehlung ausgearbeitet unter Beratung der Arbeitsgemeinschaft der Wissenschaftlichen Medizinischen Fachgesellschaften von einem Gremium aus 29 Fachverbänden und ähnlichen Organisationen aus den einschlägigen Fachrichtungen wie Psychologie, psychosomatische Medizin und Allgemeinmedizin) Sport explizit als begleitende Maßnahme zu den gängigen Therapieverfahren empfiehlt. Tatsächlich hat sich Forschung meist mit Ausdauertraining beschäftigt, also Laufen, Radfahren, Schwimmen oder entsprechende Fitnessprogramme, doch auch Kraftsport oder beispielsweise Yoga erzielen nachweisbar Erfolge. Doch warum ist das so?

Sport wirkt beim Angstpatienten auf zwei Wegen: rein körperlich sowie psychisch, wobei beide Mechanismen sich perfekt ergänzen. In körperlicher Hinsicht baut er zunächst einmal vor allem Stress ab. Das klingt nett, aber nicht besonders spektakulär, jedoch sollten Sie sich an dieser Stelle noch einmal an die Kapitel über Angst, Stress und die damit verbundenen Vorgänge in Gehirn und Körper zurückerinnern. Denn dauerhafter oder häufiger Stress (wie er eben auch durch Ängste ausgelöst wird) führt, wie Sie bereits wissen, zu ungesunden Pegeln an unterschiedlichen Stresshormonen und auf lange Sicht sind dauerhaft erhöhte Adrenalin- und Cortisolspiegel Gift für den Menschen.

Auf einen Blick:
Sie sind dauerhaft unruhig, schlafen nicht mehr erholsam, die Konzentrationsfähigkeit leidet und schließlich wird irgendwann auch das Immunsystem beeinträchtigt, ebenso wie der Hormonspiegel und der Stoffwechsel, was auf lange Sicht Entzündungen, Infekte und sogar Schlaganfälle, Herzinfarkt, Krebs und noch einiges mehr wahrscheinlicher macht.

Sport ist hier quasi eine Superkraft: Denn während Sie sich auspowern, räumt Ihr Körper gründlich auf mit dem schädlichen Hormonmüll. Die Anstrengung pumpt mehr Sauerstoff in Ihre Körperzellen, sodass dort Stoffwechselvorgänge angeregt und beschleunigt werden. Blutzucker-, Blutfett- und Stresshormonwerte sinken, stattdessen überschüttet Ihr Organismus Sie mit einer wahren Flut an Glücklichmachern, also Hormonen wie Endorphin und Serotonin. Die beiden wiederum neutralisieren sehr effektiv Stresshormone – Ihr Wohlbefinden bekommt also aus beiden Richtungen einen Schub. Sport sorgt also zum einen dafür, dass Sie ganz konkret und akut die körperlichen Erscheinungen von Stress durch Ihre Angst beseitigen, Ihre bestehende Anspannung wahrnehmbar reduzieren und sich in gesamtgesundheitlicher Hinsicht einen großen Gefallen tun, zum anderen „übt" Ihr Körper dabei die gemäßigte Ausschüttung der Stressübeltäter Adrenalin & Co. – wodurch Sie langfristig in allen stressenden – in Ihrem Fall vor allem ängstigenden – Momenten weniger davon freisetzen.

So weit die rein körperliche Seite, doch auch die Psyche spielt beim Sport tüchtig mit, und zwar über mehrere Faktoren. Erstens kann die sportliche Betätigung das Verhältnis zum eigenen Körper bzw. dessen Wahrnehmung zurechtrücken und gerade die ist bei Hypochondern oft ziemlich in Schieflage. Sie spüren Dinge übertrieben stark, die eigentlich unter dem Bewusstseinsradar ablaufen, darüber hinaus gewichten und interpretieren sie in völlig falscher Relation. Sport kann das durch das deutliche und unverfälschte Wahrnehmen klarer körperlicher Funktionen und Reaktionen gut korrigieren. Zweitens wirkt Sport ablenkend, und zwar richtig: Denken Sie doch einmal an eine Situation zurück, in der Sie sich völlig ausgepowert haben.

Beispiel:
Versetzen Sie sich in den Moment, in dem Sie vielleicht als Teenager den 5.000-Meter-Lauf absolvieren mussten und schließlich völlig außer Atem die letzten Minuten über die Bahn gehechelt sind: Hätten Sie in dieser Situation überhaupt die Kapazität gehabt, sich Sorgen über den Druck im Kopf, der Sie seit einiger Zeit quält, zu machen? Ganz bestimmt nicht.

Sport hat die Fähigkeit, Sie kompromisslos ins Hier und Jetzt zu holen und Dinge, die nicht unmittelbar mit der Ausübung zu tun haben, aus dem Bewusstsein zu verbannen – und das klappt auch, wenn Sie es etwa bei Entspannungsübungen einfach nicht schaffen, die Gedanken zu verdrängen. Dadurch erkaufen Sie sich nicht nur einen sorgenfreien Zeitraum, während Sie sportlich aktiv sind, sondern die klare Pause von den Dauerängsten erlaubt Ihrem Gehirn, durchzuatmen und danach eine Art Neustart zu erleben. Dadurch werden Ihre Ängste zwar nicht dauerhaft beseitigt, aber Sie werden den langfristigen Effekt dieser Panikpausen durchaus bemerken. Drittens erleben Sie beim Sport, wie Sie Schlappheit, Müdigkeit und andere – vermeintlich besorgniserregende – Zustände aktiv und gezielt überwinden und Besserung erfahren. Das hängt eng zusammen mit dem großen Pluspunkt der Selbstwirksamkeit, die generell als entscheidend für psychische Gesundheit gilt: Sie machen die Erfahrung, dass Sie aus eigener Kraft etwas leisten und bewirken können, statt sich als ohnmächtig und ausgeliefert zu erleben. Das gibt Zuversicht, Mut und Motivation – und zeigt Ihnen ganz nebenbei, dass Ihre vermeintlichen Krankheitssymptome sich durch Ihre Tätigkeit in den Hintergrund rücken oder sogar auflösen lassen.

Das wiederum hat mit einem weiteren wichtigen Punkt zu tun. Sie lernen Ihren Körper auf eine neue Art kennen bzw. erlernen, ihn neu wahrzunehmen, und zwar als kompetenten, funktionierenden, starken Verbündeten statt als kranken, schwachen „Gegner", dem Sie ausgeliefert sind. Sie erleben, dass Sie ihm Anstrengung zumuten können und er das bestens wegsteckt, dass er leistungsfähiger und stärker wird, je öfter Sie das tun, dass also alle Funktionen normal ablaufen – Muskeln wachsen, Ihre Belastungsfähigkeit steigt, Sie werden schneller, Ihr Puls sinkt nach Belastung schneller wieder etc. Auch beobachten Sie Vorgänge, die Sie sonst oft ängstigen – schneller Herzschlag, außer Atem sein, Schwitzen –, in einer Situation, in der sie normal und gesund sind, und die schließlich auch wieder vorübergehen. Und nicht zuletzt bietet der Sport auch eine Art positive Rückversicherung: Wer Woche um Woche kilometerlang joggen, 20 Bahnen schwimmen, Gewichte stemmen kann etc., wer dabei immer besser und kräftiger wird – der siecht vermutlich wirklich nicht an einem unentdeckten Krebsleiden dahin.

Und wie setzen Sie das am besten um? Das ist eine höchst individuelle Frage, deren Beantwortung von Ihren Vorlieben, Ihrer aktuellen Fitness sowie möglicher sportlicher Vorgeschichte abhängt. Grundsätzlich lässt sich sagen: Besonders wirksam ist Ausdauersport, bei dem Sie sich ruhig auch mal richtig verausgaben dürfen. Hiermit erzielen Sie die besten Resultate, allerdings ist letztlich jeder Sport besser als kein Sport. Regelmäßigkeit ist unverzichtbar, am besten schaffen Sie mehrmals pro Woche ein gewisses Sportpensum und schließlich gilt: Es muss zu Ihnen passen und Ihnen idealerweise zumindest ein wenig Spaß machen. Vielleicht haben Sie lange eine bestimmte Sportart betrieben, wie etwa Fußball, Handball, Leichtathletik, Schwimmen, Basketball oder Ähnliches, dann bietet es sich an, das wieder aufzunehmen. Wenn Sie jedoch bislang eher der Sportmuffel waren, fallen Ihnen Auswahl bzw. Anfangsmotivation vielleicht schwerer. Würden Sie lieber alleine oder in einer Gruppe trainieren? Einzelsportler können hervorragend auf Radfahren, Laufen, Schwimmen, Inlineskaten oder Skilanglauf zurückgreifen, wer gerne die Gruppendynamik für seine Motivation nutzt, der schaut am besten im nächsten Fitnessstudio vorbei. Die meisten Studios bieten mittlerweile eine Vielzahl an verschiedenen Kursen an, die für alle Niveaus etwas anbieten und auch für Einsteiger offen und geeignet sind. Hier finden Sie oft auch eine größere Bandbreite an schweißtreibendem Ausdauertraining (ja, auch für Anfänger!), beispielsweise Spinning, energiegeladene Zumbaklassen, Trampolin-Fitness, Step-Aerobic, Cross Fit oder auch verschiedene kampfsportorientierte Fitnesskurse (die keineswegs Kampfsporterfahrung voraussetzen).

Hinweis:
Typischerweise gucken Frauen eher nach solchen Kurs-Optionen als Männer, allerdings gibt es mittlerweile zahlreiche Kurse, bei denen auch Männer wirklich auf ihre Anstrengungskosten kommen. Ob alleine oder in der Gruppe, bringen Sie sich dazu, wirklich an Ihre Grenzen zu gehen bzw. sich gut zu verausgaben. Durch dieses Intensitätslevel steigt der Nutzen des Sports für Ihre Angstproblematik stark an – natürlich gilt dieser Hinweis nur im Einklang mit möglichen körperlichen Einschränkungen.

Wenn Ausdauersport so gar nicht Ihres ist, dann können Sie sich auch an Krafttraining, Bauch-Beine-Po-Training, Pilates etc. versuchen – entweder im Kurs oder im Einzeltraining. Hier gibt es mittlerweile eine riesige Vielfalt an teils sehr speziellen und exotischen Sportarten, die zum Teil mit hohem Spaßfaktor punkten, stöbern Sie einfach ein wenig durch die Weiten der Fitnesswelt – irgendwo wartet bestimmt ganz genau Ihr Sportprogramm auf Sie. Das klappt mittlerweile sehr gut auch mit zahlreichen Fitness-Apps, YouTube-Videos oder eben in Gesellschaft im Fitnessstudio. Probieren Sie hier einfach ein wenig herum, bis Sie etwas gefunden haben, was Ihnen zusagt. Denn nur, wenn Sie zumindest ein wenig Spaß an der Sache finden können, ist die Wahrscheinlichkeit gegeben, dass Sie Ihr Training dauerhaft durchhalten, und darauf kommt es schließlich an.

Für prinzipiell Gesunde ist Sport in jedem Falle eine gute Idee und nicht schädlich. Sollten Sie jedoch unter Vorerkrankungen leiden, stark übergewichtig sein, bestimmte Probleme oder Einschränkungen haben, dann sprechen Sie in jedem Fall vor der Aufnahme eines Trainingsprogramms mit Ihrem Arzt. Das gilt auch, wenn Sie lange nicht mehr sportlich aktiv waren. Zudem sollten Sie Ihre Trainingsintensität von Ihrem Fitnesszustand abhängig machen. Starten Sie nicht gleich voll durch, sondern tasten Sie sich langsam vor und lernen Sie Ihr Belastbarkeitslevel erst einmal kennen. Hier ist professionelle Begleitung – etwa durch Trainer im Fitnessclub – sehr empfehlenswert, nicht nur, weil Sie sich Schäden zufügen könnten, sondern weil Überforderung zu Beginn die dauerhafte Motivation erfahrungsgemäß schnell zunichtemacht.

Ein Tipp zum Schluss:
Wenn Ihnen zu Beginn der innere Schweinehund die Überwindung richtig schwer macht oder sie zwischendurch mal einen Motivationshänger haben, denken Sie daran: Sich tagelang mit existenziellen Krankheitsängsten durch zähe Stunden zu schleppen, ist ganz sicher unangenehmer, als sich zu einer Stunde Schwitzen auf dem Rad zu zwingen. Und wenn Sie noch einen kleinen Zusatzanschub brauchen: Denken Sie daran, dass Sport Ihnen nicht nur gegen die Angst hilft, sondern ganz allgemein ein großes, rundum wirksames Plus für zahlreiche Aspekte Ihrer Gesundheit bietet – also Turnschuhe an und los geht's!

Wenn Sie noch einmal einen Blick auf all die hier beschriebenen Möglichkeiten werfen, so stellen Sie fest: Sie haben eine ganze Menge in der Hand, um selbst wirklich gute Verbesserungen bei Ihrer Krankheitsangst zu erzielen. Sicherlich ist nicht alles davon für Sie geeignet, also fühlen Sie sich eingeladen, verschiedene Methoden einmal für sich auszuprobieren und zu merken, was für Sie funktioniert. Funktionieren heißt dabei nicht „auf Anhieb wirken" und das sollten Sie stets im Hinterkopf behalten: All die Strategien entfalten Ihren positiven Effekt erst nach einiger Zeit der regelmäßigen und häufigen Übung. Jedoch gibt es sicher Techniken, zu denen Sie gar keinen rechten Zugang finden, und andere, die Ihnen angenehm sind und bei denen Sie sich vorstellen können, davon langfristig zu profitieren. Idealerweise freunden Sie sich mit einer reinen Entspannungsmethode an (oder auch zwei) und ergänzen dies durch sportliche Aktivität, so haben Sie eine schlagkräftige Kombination, die das Beste beider Optionen vereint. Und dann gilt: Dranbleiben, nicht die Hoffnung verlieren und offen sein für die erfreulichen Veränderungen!

Mein hypochondrischer Bruder: Unterstützung durch Angehörige und Nahestehende

Wenn Sie selbst nicht von Krankheitsangst betroffen sind und das Buch trotzdem bis hierher durchgelesen haben, denken Sie sich sicher:

> „Hab ich ein Glück, dass ich das nicht hab."

Zweifelsohne – das Glück, nicht von derartig zermürbenden Ängsten geplagt zu werden, können Sie gar nicht hoch genug schätzen, doch vermutlich hat jemand in Ihrem direkten Umfeld nicht ganz so viel Glück. Deshalb brennt Ihnen die Frage unter den Nägeln, wie Sie als Bruder, Mutter, Partner, beste Freundin oder Cousine helfen können, und auf diese Frage gibt das folgende Kapitel Antworten. Auch für Betroffene sind die Informationen nicht uninteressant: Denn nicht selten fragt etwa der Partner verzweifelt, wie er einem denn helfen könne, und der Angstgeplagte selbst kann darauf gar keine rechte Antwort geben – die folgenden Tipps können weiterhelfen.

Punkt 1: Ernst nehmen

Das Allerwichtigste, was Sie für einen von Krankheitsangst betroffenen Menschen tun können, ist, ihn ernst zu nehmen. Das heißt keinesfalls, seine Sorgen zu teilen oder berechtigt zu finden, doch es heißt, anzuerkennen, dass der Betroffene wirklich und wahrhaftig leidet – dauerhaft, stark, lebenseinschränkend und oftmals in einem Maße, dass er sich ohne professionelle Hilfe daraus kaum wird befreien können. Er ist krank – zwar nicht in der Weise, in der er sich selbst krank wähnt, doch er leidet unter einer psychischen Störung, die diagnostizier- und behandelbar ist. Das betrifft natürlich nur Fälle, die so stark ausgeprägt sind, dass tatsächlich klinische Diagnostizierbarkeit vorliegt, doch auch bei milderen Fällen gilt: Das Leiden ist real, der Hypochonder simuliert nicht, er will nicht Aufmerksamkeit erregen oder Mitleid heischen und er hat seine Ängste und sein Leiden selbst nicht unter Kontrolle

Punkt 2: Werden Sie nicht zum Komplizen

Sich abzugrenzen und gleichzeitig einfühlsam an der Seite zu stehen, ist für Angehörige – insbesondere Partner – oft sehr schwierig. Denn Hypochonder neigen dazu, Vertraute einzubeziehen und gewissermaßen „um Hilfe zu bitten", allerdings in einer Form, die keinerlei tatsächlichen Hilfswert bietet. So fordert der Betroffene Sie möglicherweise auf, ein Muttermal zu inspizieren, eine vermeintlich auffällige Körperstelle abzutasten, er möchte von Ihnen rückversichernde Worte, er verwickelt Sie in Gespräche über mögliche Diagnosen und Symptome, er will von Ihnen beruhigt werden etc. Dabei sind Betroffene oft extrem verzweifelt und vermitteln Ihnen den Eindruck, dass Sie Ihnen diese Last mit Ihren Worten und Beruhigungen jetzt von den Schultern nehmen könnten – verständlicherweise ist es für viele Angehörige äußerst schwierig, dem geliebten Menschen diese „Hilfe" einfach zu versagen. Es ist jedoch immens wichtig, im Kopf zu behalten, dass Sie dem Betroffenen damit nicht helfen. Vielleicht beruhigen Sie ihn für diesen Moment, doch wer das schon einmal versucht hat, der weiß genau: Es wird nicht lange dauern, bis die Angst wieder aufploppt und der ganze Tanz von vorne beginnt. Und wenn Sie diese Erfahrung noch nicht gemacht haben: Es hilft wirklich nicht. Egal, was der Hypochonder Ihnen versichert, Sie tun ihm damit keinen langfristigen Gefallen. Stattdessen jedoch lassen Sie sich in das Angstuniversum des Betroffenen hineinziehen. Sie vermitteln ihm beispielsweise den Eindruck, auch Sie selbst hielten ein Symptom für bedenklich und ernstzunehmend, wenn Sie mit ihm Diagnosen durchgehen oder ihn zu Arztbesuchen ermuntern, oder aber Sie werden zur Daueranlaufstelle für kurzfristige seelische Entlastung – und damit wird es immer schwieriger, diese sinnlose Rückversicherung irgendwann vorzuenthalten oder gar einen Therapeutenbesuch zu empfehlen. Behalten Sie im Kopf: Sie können nicht die Rolle des Arztes übernehmen, Sie können auch keine Therapie ersetzen und Sie tun Ihrem Angehörigen keinen Gefallen, wenn Sie seinen diesbezüglichen Bitten nachkommen. Stattdessen riskieren Sie möglicherweise sogar die stabilisierende Außenposition, die Sie haben können, wenn Sie die Distanz aufgeben oder dann nach einiger Zeit eben doch die erbetene Rückversicherung verweigern. Am besten fahren Sie mit einer von Anfang an klaren Haltung:

> „Ich liebe und schätze dich, ich sehe, dass du leidest, und ich will dich unterstützen. Aber ich kann dir deine Ängste nicht nehmen und werde mich nicht in deine Angstlogik verwickeln lassen, denn uns beiden ist mehr geholfen, wenn ich es schaffe, eine liebevolle, sachliche Distanz zu der Angelegenheit zu bewahren."

Punkt 3: Motivieren und in Bewegung halten

Viele Hypochonder schonen sich körperlich, weil sie ja schließlich ernste Erkrankungen befürchten und überzeugt sind, etwa Ihr Herz oder bestimmte Körperpartien nur ja nicht belasten zu dürfen. So hören sie beispielsweise auf, Sport zu treiben, nehmen bestimmte Aufgaben nicht mehr wahr oder schränken grundsätzlich immer weiter ihre Aktivität ein. Das ist jedoch Gift: Denn zum einen verschlechtert sich der körperliche Allgemeinzustand durch Inaktivität bei allen Menschen, zum anderen führt fehlende Belastung dazu, dass, wenn der Betroffene dann doch einmal eine Treppe steigen oder einen kurzen Sprint zum Bus hinlegen muss, Herz und Atmung viel stärker darauf reagieren – worauf der Hypochonder wiederum mit erneutem Schrecken reagiert. Zudem „normalisiert" dieses Vermeidungsverhalten die Störung: Das Alltagsleben eines prinzipiell kerngesunden Menschen gestaltet sich, als leide er unter einer schweren Erkrankung, was medizinisch gesehen völliger Unsinn ist, aber die Wahrnehmung des Betroffenen als vermeintliche Realität nur immer weiter zementiert. Die positive Erfahrung, sich anstrengen zu können, ganz ohne negative Folgen, das Erlebnis, dass der Körper doch eigentlich wunderbar funktioniert und genau das tut, was er soll, bleibt dem Hypochonder vorenthalten, obwohl gerade das immens wichtig wäre. Nehmen Sie Betroffenen also keine Aufgaben ab, die diese eigentlich problemlos erledigen könnten, und ermuntern Sie beharrlich zu körperlicher Aktivität, ganz gleich, ob es um einen Spaziergang geht, einen Skiausflug, Training im Fitnessstudio oder einen Tag im Schwimmbad.

Punkt 4: Bleiben Sie geduldig und stehen Sie zu Ihren Gefühlen

Ja, auch das kann schwierig sein. Denn beim Hypochonder kommen immer wieder neue Ängste auf, mitunter auch solche, die Ihnen völlig an den Haaren herbeigezogen erscheinen, und nicht selten kommt das Thema Krankheitsangst viele Male am Tag zur Sprache. Denken Sie daran, dass der Betroffene darunter noch weitaus mehr leidet als Sie und dass ihm (noch) keine Möglichkeiten zur Verfügung stehen, sich anders zu fühlen bzw. zu verhalten. Zur Wahrheit gehört aber auch: Die Krankheitsangst des einen belastet meist auch das Alltagsleben des anderen, wenn beispielsweise Aktivitäten abgesagt werden oder eigentlich schöne Erlebnisse durch ständige Ängste überschattet werden. Es ist ihr gutes Recht und völlig normal, wenn Sie selbst von diesen Erfahrungen frustriert werden und sich denken:

> „Na toll, diesen Ausflug heute hätte ich mal so richtig genießen können, stattdessen hat X's Angst vor Y mal wieder alles verdorben."

Vermeiden Sie es jedoch, wenn Ihnen das gelingt, in dieser Situation Ihrem verständlichen Ärger freien Lauf zu lassen und dem Hypochonder Vorwürfe zu machen – der Schaden, den Sie damit anrichten, könnte groß sein und entspricht sicherlich nicht dem, was Sie eigentlich wollen. Nutzen Sie derlei Vorfälle eher, um im Sinne des nächsten Punktes aktiv zu werden.

Punkt 5: Raten Sie zu professioneller Hilfe

Obwohl das so naheliegend erscheint und schlussendlich die einzige Lösungsmöglichkeit ist, so ist der Schritt, den Betroffenen „zum Therapeuten zu schicken", oft ganz schön heikel. Zum einen ist der Hypochonder meist zutiefst überzeugt, tatsächlich körperlich krank zu sein, und fasst den Verweis auf eine psychische Ursache der Beschwerden nicht selten als Abwertung auf, im Sinne von „Du spinnst eigentlich nur". Damit riskieren Sie bei der ersten Ansprache, dass der Betroffene heftig reagiert, Ihnen vorwirft, ihn all die Zeit nicht ernst genommen zu haben, einfach nur Ihre Ruhe zu wollen und ihn deshalb mit seinen schweren Gesundheitsproblemen im Stich zu lassen. Es ist deswegen ratsam, sich innerlich auf eine derartige Reaktion vorzubereiten und sich zu wappnen, um nicht selbst impulsiv oder vorwurfsvoll zu reagieren. Bedenken Sie stets, dass der Betroffene aus wirklich tief empfundener, panischer Angst und Verzweiflung reagiert und dass seine Wahrnehmung und seine Beurteilung der Realität von dieser Angst stärker beeinflusst sind, als Sie es sich vermutlich vorstellen können. Suchen Sie das Gespräch am besten in einem ruhigen Moment und bringen Sie den Vorschlag nicht auf den Tisch, wenn eine akute Sorge gerade das Thema ist, sondern zu einem davon (weitgehend) unbelasteten Zeitpunkt. Sagen Sie möglicherweise etwas wie:

> „Mir fällt seit einiger Zeit auf, wie sehr du unter deinen Ängsten leidest. Ich wünsche mir so sehr, dass es dir besser geht, kann dir dabei aber nicht helfen. Möchtest du dir vielleicht Hilfe von jemandem holen, der sich damit auskennt?"

Dabei können Sie auch Bezug auf eine Situation wie in Punkt 3 geschildert nehmen und etwa formulieren:

> „Der tolle Skiausflug neulich hätte dir eigentlich so richtig Spaß machen müssen. Es hat mich traurig gemacht, zu sehen, wie deine Angst dir diesen schönen Tag verdorben hat. Willst du dir vielleicht Unterstützung suchen, damit du dein Leben wieder unbeschwert genießen kannst?"

Sie können auch Ihre Begleitung anbieten, bei der Therapeutensuche etc., wichtig ist eine grundsätzliche Atmosphäre der Wertschätzung, der ehrlichen Anteilnahme und des wirklichen Wunsches nach Besserung. Reagieren Sie ruhig und sachlich auf die Antwort und lassen Sie sich – egal, was der Betroffene äußert – nicht davon abbringen, die ganze Angelegenheit als das zu betrachten und zu bezeichnen, was es ist: ein ernstes Problem, aber eines psychischer, nicht körperlicher Natur. Je nachdem, wie Ihre Beziehung ist und wie Sie den Betroffenen einschätzen, vor allem aber auch, wenn Sie das Therapeutenthema nicht zum ersten Mal ansprechen, kann es eventuell auch hilfreich sein, Ihre eigene Perspektive bzw. die von anderen „Mitbetroffenen" einzubringen: „Ich weiß, dass deine Ängste vor allem für dich unglaublich quälend sind. Aber auch für mich / unsere Kinder / deine Frau ist es auf Dauer wirklich belastend, dich so leiden zu sehen und kaum mehr unbeschwerte Zeit mit dir genießen zu können." Seien Sie hier sensibel, denn keinesfalls wollen Sie den Eindruck erwecken, der Hypochonder solle gefälligst endlich sein Problem in den Griff bekommen, um seine Angehörigen nicht weiter zu belästigen. Gerade bei Eltern jedoch kann der Hinweis auf die ja wirklich bestehende und zum Teil schwerwiegende Belastung der Kinder manchmal der ausschlaggebende Punkt für den dringend benötigten Ruck sein. In jedem Fall gilt: Bleiben Sie dran. In den wenigsten Fällen stimmt der Betroffene dem Therapievorschlag beim ersten Mal einfach zu, denn bei vielen ist noch ganz klar die Überzeugung dominant, körperlich krank zu sein und das Umfeld davon überzeugen zu müssen. Doch auch, wenn der Hypochonder irgendwann selbst ahnt, dass seine Ängste völlig außerhalb einer gesunden Norm liegen, fällt es vielen zunächst schwer, sich das einzugestehen und schließlich den Gang zum Therapeuten zu wagen. Deshalb müssen Sie den Vorschlag vermutlich immer wieder unterbreiten, vielleicht auch untermauert mit Indizien, die auf die Krankheitswertigkeit der Empfindungen hinweisen, mit Dingen, die Sie über Hypochondrie gelesen haben etc. Bleiben Sie am Ball, denn nur so haben Sie am Ende Erfolg – in Ihrer aller Interesse.

Es lässt sich festhalten: Eine gute Mischung aus Einfühlungsvermögen, aufrichtiger Fürsorge, Geduld und konsequenter Distanz zum Angstgeschehen an sich ist der Königsweg. Lassen Sie den Faden nicht abreißen, denn nichts ist letztlich schlimmer für Betroffene, als wenn nahestehende Personen den Kontakt abbrechen. Nicht nur belastet die soziale Vereinsamung zunehmend, sondern vor allem fallen die Menschen, die von außen darauf einwirken könnten, durch professionelle Hilfe schließlich einen Ausweg aus dem Teufelskreis zu finden, dadurch weg und die Chancen für einen glücklichen Ausweg zurück in ein unbeschwertes Leben sinken enorm.

Wenn Selbsthilfe nicht weiterhilft

Gegen Ende dieses praktischen Ratgebers, der Ihnen ja in erster Linie aufzeigt, wie Sie selbst aktiv werden können, soll der Fokus noch einmal auf den Fall gerichtet werden, in dem das nicht mehr ausreicht. Sie haben jetzt einiges darüber erfahren, ab wann Krankheitsängste behandlungsbedürftig sind, und wissen auch, dass die Entscheidung, ob das bei Ihnen der Fall ist, letztlich nur von qualifiziertem medizinischem Personal getroffen werden kann. Für all die Selbsthilfe-Methoden gilt somit: Bei milden Formen der Krankheitsangst können Sie hiermit versuchen, sich selbst einen Weg aus Ihren Sorgen zu bereiten. Bei schweren, behandlungsbedürftigen Fällen können die einzelnen Strategien eine wertvolle Ergänzung sein, die die Therapie unterstützen und Ihre Genesung beschleunigen. Wenn Sie zu den Betroffenen zählen, die auf professionelle Hilfe nicht verzichten sollten bzw. können, dann interessieren Sie sich nun vermutlich noch für die Frage, was Ihnen dann eigentlich an Behandlungsmöglichkeiten offensteht.

Hier steht in erster Linie die Psychotherapie im Vordergrund. Insbesondere die Form der kognitiven Verhaltenstherapie liefert Studien und Untersuchungen zufolge mit Abstand die besten Ergebnisse und kann etwa Winfried Rief, Professor für Klinische Psychologie und Psychotherapie an der Philipps-Universität Marburg, einem führenden Experten im Bereich der Psychosomatik, zufolge über 70 % der Betroffenen Heilung von ihrer hypochondrischen Störung verschaffen. Die kognitive Verhaltenstherapie ist eine bestimmte Form der Psychotherapie, die grob gesagt darauf abzielt, dem Patienten zu ermöglichen, seine Kognitionen – also etwa Überzeugungen, Gedanken oder auch Bewertung von Wahrnehmungen – bewusst und gezielt in eine gesunde Richtung lenken zu können. Beim Hypochonder geht es dann in erster Linie darum, ihn zu befähigen, seine verzerrten Einschätzungen und Bewertungen zu erkennen und zu korrigieren. Er soll lernen, wahrgenommene Körpervorgänge wieder realistisch einzuordnen, zu erkennen, wie erlernte „Katastrophisierungsmuster" ihn beeinflussen, und welche Effekte die von ihm praktizierten (gedanklichen) Umgangsweisen mit den Themen Gesundheit und Körper auf seine Wahrnehmung haben. Darüber hinaus ist es wichtig, den Patienten auch wieder zu der Erkenntnis kommen zu lassen, dass gelegentliche Beschwerden, Schmerzen oder außergewöhnliche Symptome ganz normale Aspekte auch eines gesunden Menschen sind und zum Leben dazugehören.

Eine solche Therapie kann ambulant durchgeführt werden, also indem Sie regelmäßig eine Praxis für Ihre Therapiestunde aufsuchen, in schweren bzw. akut stark belastenden Fällen kann auch ein Klinikaufenthalt ratsam sein. Dieser hat den Vorteil, dass der Betroffene auf zahlreichen Ebenen gleichzeitig aktiv werden kann, so werden Einzeltherapiestunden etwa durch Gruppensitzungen, angeleitete Entspannungsverfahren, Sporttherapie und weitere Maßnahmen ergänzt. Wenn Sie sich in Therapie begeben, so wird Ihr Therapeut in der Regel zunächst mit Ihnen daran arbeiten, psychosomatische Erklärungen für Ihre Störung zu finden. Dabei wird nach möglichen Ursachen gesucht, die in Ihrer Biografie liegen, wie etwa schwere Erkrankungen eines Geschwisterkindes, übertrieben ängstliches Elternverhalten oder traumatisierende Erfahrungen im Bereich des Gesundheitssystems. Dies hilft sowohl Ihnen als auch dem Therapeuten, eine Vorstellung von den Mechanismen, die letztlich zu Ihrem jetzigen Zustand geführt haben, zu bekommen, und erlaubt eine bewusste Bewertung von möglicherweise einschneidenden Erlebnissen.

Zusätzlich werden Sie vermutlich der Frage nach den aktuellen Auslösern oder auch störungsaufrechterhaltenden Faktoren nachgehen, also etwa erforschen: „Gab es kürzlich einen besorgniserregenden oder erschreckenden medizinischen Fall in Ihrem Umfeld? Stand womöglich eine Zeitlang der Verdacht einer ernsten Erkrankung bei Ihnen tatsächlich im Raum? Befassen Sie sich exzessiv mit medizinischer Berichterstattung?“ Auch werden Ihre „Rituale“, bzw. Beruhigungsmaßnahmen unter die Lupe genommen: Checken Sie regelmäßig Vitalfunktionen oder tasten Sie bestimmte Stellen ab? Lassen Sie sich von Ihrem Partner kurzzeitig Beruhigung durch Rückversicherung verschaffen? Im Laufe der Therapie geht es dann auch darum, diese Verhaltensweisen zu reduzieren oder idealerweise komplett abzulegen. Darüber hinaus können Therapeuten auch zu expositionstherapeutischen Ansätzen greifen. Dabei beschäftigen Sie sich etwa gezielt und realistisch mit den tatsächlichen medizinischen Fakten und Konsequenzen der Krankheiten, vor denen Sie sich insbesondere fürchten, oder aber Sie setzen sich bewusst und begleitet Aktivitäten aus, die Sie aus ängstlicher Vermeidung heraus bislang aus Ihrem Alltag verbannt haben. Manchmal greifen Therapeuten auch zu einer Methode, die Ihnen als Hypochonder zunächst vermutlich das Blut in den Adern gefrieren lassen würde: Um das Katastrophisieren bzw. die ganz selbstverständlich erwartet über Sie hereinbrechende Katastrophe zu entschärfen, überlegen Sie gemeinsam mit dem Patienten, was denn eigentlich tatsächlich geschehen würde, wenn der schlimmste befürchtete Fall einträte.

Also beispielsweise: Sie bekommen tatsächlich die Diagnose Brustkrebs – wie ginge Ihr Leben dann eigentlich wirklich weiter? In den Gedanken der Hypochonder ist dieser hypothetische Fall meist nur als ein großer Komplex des Schreckens abgebildet, eine vage, aber sehr stark ausgeprägte Vorstellung von schrecklichem Siechtum und baldigem Tod dominiert diese Gedanken. Um die lähmende Macht dieser Vorstellung zu brechen, könnte ein Therapeut etwa ganz nüchtern mit Ihnen besprechen, welche Behandlungen dann stattfinden würden, wie gut die Heilungschancen wären, dass Sie wohl eine Zeit lang im Krankenhaus verbringen würden, wie der Alltag abgesehen davon weiterginge – sodass Ihnen vor Augen geführt wird: Selbst im unwahrscheinlichen Fall einer schwerwiegenden Diagnose explodiert danach nicht die Welt in einem riesigen Knall, sondern es geht weiter, und zwar meist in recht geordneter, sachlicher und nüchterner Weise.

Beruhigend für Hypochonder: Oftmals wird bei der Aufnahme der Therapie auch zunächst ein eventuell tatsächlich vorhandener medizinischer Hintergrund geklärt. Das heißt, wenn Sie konkrete Beschwerden verspüren, die Sie ängstigen, betrachtet der Therapeut bereits vorhandene Arztberichte zu dem Thema oder – falls ihm das sinnvoll erscheint – ordnet bei Bedarf auch eine fachärztliche Abklärung an. Wenn Sie also zwar prinzipiell bereit sind, anzuerkennen, dass bei Ihnen in erster Linie ein seelisches Problem vorliegt und kein körperliches, in Ihnen aber trotzdem die Angst mitschwingt, Sie könnten da auf einen falschen Weg abbiegen und doch etwas Wichtiges übersehen, können Sie beruhigt sein: Wenn wirklich ernstzunehmende Anhaltspunkte vorliegen, wird ein verantwortungsbewusster Therapeut diesen auch nachgehen.

Neben der Psychotherapie kann in einzelnen Fällen auch eine medikamentöse Behandlung zum Einsatz kommen, in aller Regel mit sogenannten selektiven Serotonin-Wiederaufnahme-Hemmern.

Exkurs: Selektive Serotonin-Wiederaufnahme-Hemmer (SSRI, die Abkürzung leitet sich von der englischen Bezeichnung Selective Serotonine Reuptake Inhibitors ab) werden für ein breites Spektrum an psychiatrischen Erkrankungen eingesetzt, am bekanntesten ist sicherlich ihre Verwendung als Antidepressivum. Sie bewirken, dass sich die Konzentration des bedeutenden Botenstoffs Serotonin im Gehirn erhöht. Die exakte Wirkweise der SSRI ist bis heute nicht vollständig geklärt, die Forschung kennt aber Modelle, die zumindest einige Aspekte der Wirkweise plausibel darlegen können, vor allem jedoch konnten bestimmte nützliche Folgen des Einsatzes festgestellt werden. Knapp zusammengefasst: Die SSRI sorgen dafür, dass Serotonin, welches Informationen im Gehirn von Zelle zu Zelle weitergibt, in größeren Mengen im synaptischen Spalt zwischen den Zellen verbleibt, weil die Wiederaufnahme zurück in die ausschüttende Zelle blockiert wird. Dies beeinflusst die Serotoninrezeptoren, also die Andockstellen, der folgenden Zelle und auch, wenn der komplette Mechanismus noch nicht vollständig entschlüsselt ist, so ist bekannt, dass sich daraus schlussendlich Kaskaden an Vorgängen ergeben, die in bestimmten Hirnregionen etwa die Aktivität steigern oder für dichtere Vernetzungen zwischen Hirnzellen sorgen. Studien konnten dann schließlich zeigen, dass diese Vorgänge bei etwa Depressionen, aber auch Angst- und Zwangsstörungen hilfreich sind – auch, wenn niemand exakt sagen kann, durch welche genauen Mechanismen dies eintritt.

Je nach Ausprägung Ihrer Krankheitsangst und auch abhängig davon, ob bei Ihnen womöglich weitere Störungen wie Angststörungen oder Depressionen eine Rolle spielen, können solche Medikamente zur Behandlungsergänzung empfohlen werden, eine Psychotherapie ersetzen Sie allerdings in aller Regel nicht. Wenn Ärzte sie verschreiben, zielen sie meist darauf ab, eine möglichst kurzfristige Entlastung von den drängendsten Beschwerden herbeizuführen, um es dem Patienten leichter zu machen, dann wirklich psychotherapeutisch an seinen Problemen zu arbeiten. Denn was Sie auf lange Sicht benötigen, ist die Fähigkeit, eine gesunde Steuerung Ihrer Wahrnehmungen und deren Bewertungen auszuüben – also genau das, was die kognitive Verhaltenstherapie erreichen will. Erwähnt werden muss an dieser Stelle ebenfalls, dass es zum Erfolg von medikamentöser Behandlung im Spezialfall der Hypochondrie keine besonders umfangreiche Studienlage gibt. Zwar haben viele Behandler und Behandelte damit gute Erfahrungen gemacht, eine Datenlage wie etwa bei der Depressionsbehandlung existiert jedoch nicht.

Wichtig ist: In einer guten, verantwortungsvollen Therapie wird nichts über Ihren Kopf hinweg entschieden und Sie werden zu nichts genötigt. Ob Expositionsverfahren oder Medikamentengabe, Sie müssen nicht befürchten, sich quasi einmal in die Hände einer Klinik oder einer Praxis zu begeben und dann sämtlichen therapeutischen Ansätzen ausgeliefert zu sein. Medikamentöse Unterstützung erfolgt nur in Absprache mit Ihnen und auch sonst ist der ganze Therapieprozess ein Vorgang, der unter Ihrer selbstbestimmten Mitwirkung und Entscheidungsfreiheit stattfindet. Das führt auch zu einem ganz grundsätzlichen Punkt: Therapie kann nur gelingen, wenn ein gutes Vertrauensverhältnis zwischen Patient und Therapeut herrscht und letztlich auch „die Sympathie stimmt". Es ist längst erwiesen, dass ein schlechtes Verhältnis therapeutische Erfolge stark beeinträchtigen oder sogar völlig verhindern kann, sodass grundsätzlich anerkannt wird, dass Patienten sich einen „passenden" Therapeuten suchen. Das bedeutet also, wenn Sie eine Therapie aufnehmen und das Gefühl haben, zu etwas gedrängt oder genötigt zu werden, oder auch einfach nicht „warm" werden mit Ihrem Behandler, so steht es Ihnen frei, einen Therapeutenwechsel zu wünschen. Die Krankenkassen stimmen in aller Regel der weiteren Kostenübernahme einer bereits bewilligten Therapie nach einem Wechsel zu.

Zusammenfassend lässt sich sagen: Bei der Hypochondrie handelt es sich tatsächlich – zum Glück der Betroffenen – um eine vergleichsweise sehr gut behandelbare Störung. Dabei gilt: Je früher eine Therapie aufgenommen wird, desto besser sind die Chancen auf Heilung und desto leichter fallen Veränderungen. Der frühzeitige Beginn ist hier wirklich ein entscheidender Aspekt, denn je länger die schädlichen Muster sich eingeschliffen haben, desto mühsamer und langwieriger wird es, sie wieder loszuwerden. Behalten Sie dies im Kopf, wenn Sie sich denken: „Ach na ja, so schlimm ist es bei mir doch nicht, jetzt warte ich noch einmal eine Weile ab, es wird bestimmt auch wieder besser." Wagen Sie den Schritt – je früher Sie das tun, desto schneller ist ein angstbefreites Leben wieder in Reichweite.

Alternativmedizin: Ausblick Homöopathie

Was Sie bisher gelesen haben, beschrieb die Behandlungsoptionen, die die Schulmedizin – und somit die Wissenschaft – Ihnen anbietet. Darüber hinaus gibt es Verfahren, die als alternativmedizinisch bezeichnet werden, besonders bekannt ist dabei mittlerweile die Homöopathie. Statt Alternativmedizin setzt sich hierzulande zunehmend der Begriff der Komplementärmedizin durch, was eine prinzipiell begrüßenswerte Entwicklung ist: Derlei Verfahren sollten nämlich keinesfalls als Alternative – also Ersatz – zur klassischen Medizin verwendet werden, sondern bestenfalls komplementär, also ergänzend. Vorangestellt werden muss demnach auch die Feststellung, dass es sich bei der Homöopathie um ein Konzept handelt, dessen Wirksamkeit – abseits vom Placebo-Effekt, der allerdings nicht unterschätzt werden sollte – sich trotz mittlerweile zahlreicher Studien nicht hat wissenschaftlich belegen lassen. Dennoch schwören viele Menschen auf die Effekte der sanften Methode und auch für den Bereich der Angsterkrankungen berichten Patienten von erfolgreichen Behandlungen. Sollte dieser Ansatz für Sie in Frage kommen, so erfahren Sie im folgenden Kapitel, mit welchen homöopathischen Mitteln Sie gegen Ihre Krankheitsängste vorgehen können. Gerade, wenn Sie nur leicht ausgeprägt hypochondrisch sind und Sympathien für sanfte, alternativmedizinische Ideen haben, können Sie der Homöopathie eine Chance geben. Sie sollten Globuli, Tropfen & Co. jedoch nie als Ersatz für professionelle ärztlich-therapeutische Intervention betrachten, das heißt: Wenn Sie auch nur den kleinsten Verdacht haben, sich mit Ihren Ängsten im krankheitswertigen Bereich zu bewegen, ziehen Sie keinesfalls in Betracht, statt eines Arztbesuches auf Homöopathie zurückzugreifen.

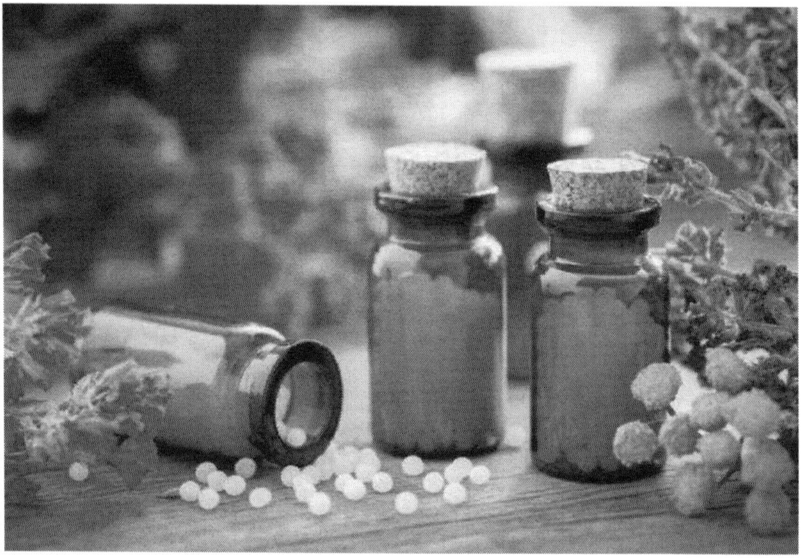

Zwar ist Homöopathie längst in aller Munde und die meisten Menschen haben zumindest eine grobe Vorstellung davon, trotzdem ist zu Beginn eine kompakte Klärung des Begriffs angesagt. Homöopathie ist die Idee, wörtlich betrachtet, Ähnliches mit Ähnlichem zu kurieren. Dazu wählt die Therapieform Substanzen, die beim gesunden Menschen die Symptome hervorrufen würden, die der Homöopathie anwendende Kranke erlebt, und verdünnt sie gewissermaßen bis zur Unkenntlichkeit. Das sind dann logischerweise oft Ausgangssubstanzen, die für sich genommen extrem giftig sind, wie beispielsweise das Gift des Fliegenpilzes oder sogar Arsen, doch sie werden so hoch verdünnt – das nennt der Homöopath potenziert –, dass im Endprodukt mit feinster chemischer Wissenschaft kein Wirkstoff mehr nachweisbar ist. Wissenschaftler sagen, man schluckt dann im Endeffekt wirkungs- und wirkstofflose Kügelchen, Homöopathie-Anhänger hingegen gehen davon aus, dass die Ausgangssubstanz „Informationen" weitergibt, die schlussendlich im wirkstofflosen Präparat wirken – auf ihre ganz eigene, energetische Art. Der Verdünnungsgrad der jeweiligen Stoffe wird mit der Potenzstufe angegeben, etwa D6 oder D23. Zur Einordnung: Bereits bei D6 geht es um eine millionenfache Verdünnung und dies ist bei Weitem nicht die höchste Stufe, somit steht fest, dass im homöopathischen Präparat kein Wirkstoff im wissenschaftlichen Sinne enthalten ist. Das macht die Angelegenheit auch sanft, nebenwirkungsfrei und sicher – vorausgesetzt, Sie verwenden gewissenhaft hergestelltes Material. Sollte bei minderwertiger Ware im Herstellungsprozess – also insbesondere im Verdünnungsprozess – geschlampt werden, besteht ernsthafte Gefahr, denn schließlich werden teils tödliche Stoffe verwendet.

Grundregel Nr.1, wenn Sie mit Homöopathie arbeiten wollen, lautet deshalb: Seriöse, etablierte Marken nutzen – die erhalten Sie in der Apotheke, dazu gibt's meist auch fachkundige Beratung. Zudem werden Präparate in Deutschland vor der Zulassung überprüft.

Und welche Ausgangssubstanz soll nun bei Hypochondrie bzw. allgemein bei Ängsten wirken? Hier stehen eine Reihe von Präparaten zur Verfügung, für alle existieren Indikationsbeschreibungen. Ein gezieltes Anti-Krankheitsangst-Präparat gibt es nicht, doch im Folgenden lernen Sie die Varianten kennen, die am ehesten für Sie in Frage kommen.

Argentum nitricum

Manche Therapeuten empfehlen dieses Mittel für Angstpatienten und auch explizit Hypochonder, allgemeiner formuliert richtet es sich an Patienten, die mit unsicherheitsbedingten Alltagsängsten zu kämpfen haben.

Agarius muscarius

Das Gift des Fliegenpilzes soll in homöopathischen Dosen bei einer Vielzahl von Beschwerden helfen, unter anderem grundsätzlich bei Ängsten und Nervosität. Sie können es also als generell beruhigendes Mittel in Betracht ziehen.

Kali arsenicosum

Dies ist das vermutlich gezielteste Mittel gegen Hypochondrie, es wird empfohlen gegen gesundheitsbezogene Ängste, auch bei Todesangst, Gedankenrasen und ebenfalls bei Anfälligkeit für Panikattacken. Je nachdem, welche Form Ihre Ängste annehmen, kann dies das Mittel der Wahl sein.

Arsenicum album

Dieses Präparat wird empfohlen bei Sorgen, die sich auf die Zukunft richten, hierbei explizit auch gesundheitliche Sorgen. Wenn Sie in Ihrem Lebensstil penibel, perfektionistisch und diszipliniert sind, um gesundheitliche Folgen zu vermeiden, dann könnte dieses Mittel das richtige für Sie sein.

Phosporicum

Dieses eignet sich für Menschen, die generell zum ängstlichen Typ gehören und unter verschiedenen Sorgen leiden. Ihre Imagination ist hochaktiv und leider auch geeignet, Ängste zu schüren, zudem sind sie leicht zu beeinflussen. Sobald sie sich in der Gegenwart anderer befinden, klingen die Symptome ab – wenn das auf Sie zutrifft, können Sie es mit diesem Mittel versuchen.

Hinweis:
Grundsätzlich sind homöopathische Präparate gut zur Selbstbehandlung geeignet, weil Nebenwirkungen oder Fehler kaum zu befürchten sind. Falls Sie es jedoch einmal ernsthaft auf die homöopathische Art versuchen wollen, dann sollten Sie einen erfahrenen Homöopathen konsultieren. Dieser führt eine noch weitaus genauere und spezifischere Anamnese Ihrer Beschwerden durch und zieht hierbei auch Faktoren in Betracht, die Ihnen zunächst gar nicht in den Sinn kommen. Darüber hinaus deuten Studien darauf hin, dass die berichtete Wirksamkeit homöopathischer Therapie zu einem Großteil auf die einfühlsame und aufmerksame Behandlung durch den jeweiligen Therapeuten zurückzuführen ist.

Bonus: SOS-Maßnahmen – Erste Hilfe bei akuten Ängsten

Die folgenden Tipps sind nicht für alle Krankheitsangst-Betroffenen gleichermaßen wichtig, denn sie sind für akute Angstzustände gedacht, die zum Glück nicht jeder Hypochonder erlebt. Vielleicht äußert sich Ihre Krankheitsangst immer nur als „Hintergrundrauschen", das mal mehr und mal weniger stark Ihre Gedanken dominiert, und Sie kennen vor allem dauerhaft präsente, aber „dumpfe" Angst. Bei vielen Hypochondern kommen jedoch auch akute Angstzustände – teils bis hin zur Panikattacke – hinzu, insbesondere, wenn ein neues Symptom auftaucht und eine Schreckwelle durch den Körper sendet oder aber ein überwunden geglaubtes Symptom auf einmal wieder da ist. Akute Angstschübe werden oft auch dadurch ausgelöst, dass über eine ohnehin bereits befürchtete Krankheit beispielsweise etwas Neues gelesen wird, das perfekt zuzutreffen scheint. Betroffene kennen ihre Reaktion darauf: Ein Schreck durchfährt die Glieder, Gedanken wie „Oh mein Gott, damit ist es ja jetzt doch wieder viel wahrscheinlicher geworden und ich hätte mich schon fast beruhigt!" lösen beschleunigten Herzschlag, Hitzewellen, Mundtrockenheit, Zittrigkeit und weitere typische Angstsymptome aus. Ob veritable Panikattacke oder nicht, die folgenden Tipps sind praxiserprobte und wissenschaftlich fundierte SOS-Tipps, die Sie sofort anwenden können, wenn Sie merken, dass die Angst Sie zu überwältigen droht. Auch, wenn Sie bereits mittendrin stecken in der Panik, können diese Maßnahmen dabei helfen, dem als unbeherrschbar empfundenen Schrecken Grenzen zu setzen und sich selbst bewusst und gezielt aus dem Panikmodus herauszuführen.

Tipp 1: Notfallatmung

Die Atmung ist nicht nur für langfristige Entspannung – siehe Kapitel zu den Entspannungstechniken – ein sehr wirksamer Hebel, sondern kann auch in Akutsituationen sehr hilfreich sein. Denn auf Ihre Atmung haben Sie immer und überall Zugriff und das auch noch recht unauffällig, zudem sind die körperlichen und psychischen Auswirkungen stark und zuverlässig. Wenn der Schreck Sie überfällt, atmen Sie automatisch flacher, was die Panik zunächst unterstützt. Achten Sie also als Erstes darauf, bewusst tief und ruhig ein- und auszuatmen, und dann können Sie auch eine bestimmte Notfall-Atem-Sequenz ausprobieren: Atmen Sie für vier Zählzeiten (in etwa Sekundenlänge) ein, halten Sie anschließend sechs Zählzeiten lang den Atem an und stoßen Sie die Luft schließlich acht Zählzeiten lang aus. Das deutlich längere Ausatmen hat dabei seinen Sinn: Erstens wird die Sauerstoffversorgung optimiert, vor allem jedoch aktiviert das verlängerte Ausatmen Ihren Parasympathikus, welcher Sie wiederum beruhigt. Darüber hinaus bietet dieses bewusste Atmen Ihnen einen Fokus, der als Ablenkung sehr hilfreich sein kann – denn wer in der Panik steckt, sollte an alles andere lieber denken als an seine Angst.

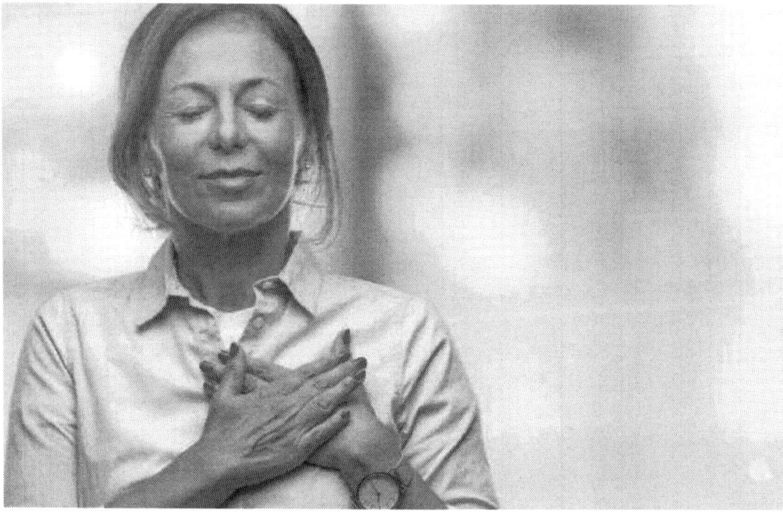

Tipp 2: Gezielte Ablenkungen

Erlegen Sie sich selbst eine Aufgabe, die Ihre volle Konzentration fordert, auf. Das können die verschiedensten Dinge sein: Zählen Sie rückwärts von Hundert herunter, lösen Sie (je nach Ihren mathematischen Fähigkeiten) einfache Rechenaufgaben, zählen Sie alle blauen Gegenstände, die sich in Ihrer Sichtweite befinden, auf, gehen Sie Mahlzeit für Mahlzeit durch, was Sie in den letzten Tagen – Wochen? – gegessen haben, oder suchen Sie das Gespräch mit einer (fremden) Person. All das zwingt Sie, Ihre Aufmerksamkeit auf etwas anderes als Ihre Angst zu richten, was dabei hilft, diese schnell wieder abklingen zu lassen – denn nichts hält Panik besser aufrecht als das bewusste Denken daran.

Tipp 3: SOS-Hacks

Mit ein paar einfachen, aber extrem wirkungsvollen Tricks können Sie sich im Moment akuter Panik „in die Realität zurückholen“, und zwar mit Dingen, die einen starken, unmittelbaren Reiz ausüben: in eine Chilischote beißen, Eiswürfel durch die Hände gleiten lassen, scharfe oder saure Bonbons lutschen, Brausetabletten auf der Zunge zergehen lassen, kaltes Wasser ins Gesicht spritzen, einen Akupressurring über die Finger rollen oder Schmerzreize auslösen, beispielsweise, indem Sie sich ein Gummiband um das Handgelenk wickeln und es dann gegen die Haut schnalzen lassen (Achtung: keinesfalls Schmerzreize erzeugen, die Verletzungen hervorrufen oder in irgendeiner Weise gefährlich sind!). Warum hilft das? Weil diese Reize, die Sie da erleben, so stark und unmittelbar sind, dass Sie Ihre Aufmerksamkeit ganz unwillkürlich darauf lenken – und damit von der Angst weg. Ihre Wahrnehmung richtet sich also auf etwas ganz Präsentes und völlig Harmloses und erlaubt Ihnen, aus dem Panikmodus aufzutauchen.

Tipp 4: Selbstberuhigung & Akzeptanz

Sagen Sie sich, wie es ist, reden Sie sich freundlich und verständnisvoll zu: „Ja, ich habe gerade ziemlich Angst und das fühlt sich scheußlich an. Aber es ist einfach nur Angst, einfach nur ein Gefühl. Es hat nichts mit der Realität zu tun, es hat nichts mit einer ernsthaften Gefahr zu tun. Vielen anderen Menschen geht es auch so. Es wird vorbeigehen und mir wird nichts passieren. Ich nehme es hin, wie es ist." Zugegeben, das klingt nicht gerade verlockend, doch viele Menschen berichten, dass gerade das radikale Akzeptieren Ihnen tatsächlich Ruhe verschafft und die Möglichkeit eröffnet, die Situation zu verändern.

Tipp 5: Sport

Panik oder starke Angst baut eine große Anspannung auf, die sich mit Rennen, Hampelmännern, Liegestützen, Kniebeugen, Seilspringen & Co. gut abbauen lässt. Zudem lenkt die Anstrengung Sie von Ihrer Angst ab, zwingt Sie, Ihre Wahrnehmung auf etwas anderes zu richten, und zeigt Ihnen darüber hinaus, dass mit Ihrem Körper prinzipiell alles in bester Ordnung ist.

Tipp 6: Faust ballen

Manchmal befällt Sie die akute Angst in Situationen, die einen 100-Meter-Sprint oder Hampelmänner nicht gut zulassen, etwa im Bus oder in einer Versammlung. Dann können Sie zu einer dezenten, unauffälligen Abwandlung der progressiven Muskelentspannung, die Sie ja bereits kennengelernt haben, greifen. Das geht so: Beide Fäuste fest ballen sowie Zehen einkrallen, dabei langsam bis fünf zählen. Lassen Sie dann schlagartig ganz locker und spüren Sie aktiv der sich ausbreitenden Entspannung der betroffenen Muskulatur nach. Sie können das Ganze so lange wiederholen, wie Sie möchten, bis sich Beruhigung einstellt.

Step by Step: Von der Angst befreien in vier Schritten

Zum Abschluss kommt hier noch eine ganz besondere Praxisanwendung: eine 4-Schritte-Anleitung, mit der Sie sich von Ihren Krankheitsängsten befreien können. Selbstverständlich wirkt das Programm nicht beim ersten Mal auf Knopfdruck und behandlungsbedürftige Hypochondrie-Patienten können damit auch nicht die Therapie ersetzen, doch für alle milder Betroffenen gilt: Diese vier Schritte enthalten die wichtigen Elemente, mit denen Sie sich von Ihren Ängsten lösen können, dabei geht es tatsächlich jedoch nicht um vier aufeinanderfolgende Schritte, die Sie in zeitlicher Abfolge durcharbeiten. Vielmehr handelt es sich um eine Art „Anti-Krankheitsangst-Bausatz", der die entscheidenden Aspekte für Ihre Angstbekämpfung beinhaltet und dessen Bestandteile Sie nach Ihren persönlichen Bedürfnissen gewichten können.

Schritt 1: Beobachtung

Natürlich wissen Sie ziemlich genau über Ihre Ängste Bescheid und können sagen, welche Krankheiten Sie besonders ängstigen oder wie sich diese Ängste äußern. Allerdings fehlt den meisten Betroffenen eine klare, präzise Übersicht darüber, wie sich Ihre Angst tatsächlich im Detail gestaltet. So neigen beispielsweise die meisten Betroffenen dazu, sich an besonders ängstigende Momente deutlich zu erinnern und diesen Momenten dann auch einen größeren zeitlichen Raum einzuräumen, als es der Realität entspricht. Hingegen verschwinden angstfreie Phasen oft in verschwommener Erinnerung – aus genau diesem Grund ist der erste Schritt, sich einen realistischen Überblick über das Problem zu verschaffen. Dazu führen Sie am besten eine Zeit lang sorgfältig Tagebuch. Nutzen Sie idealerweise ein kleines Heft oder auch Handy, Laptop etc. mit Notizfunktion, in jedem Falle etwas, das Sie stets bei sich führen können. Empfehlenswert sind dann ein paar verschiedene systematische Beobachtungsmuster: Legen Sie zunächst einen Zeitpunkt fest – idealerweise am Ende des Tages –, zu dem Sie jeden Tag festhalten, wie Sie den Tag im Hinblick auf Ihre Krankheitsangst erlebt haben. Notieren Sie neue Ängste, akute Angstphasen, bestimmte Ereignisse, auch, ob Sie etwa auf der Arbeit oder in der Freizeit Einschränkungen durch Ihre Krankheitsangst hatten, und alles Weitere, was Ihnen wichtig erscheint. Sie können auch mit Skalierungsmethoden arbeiten und etwa Angststärken von 0 (gar keine Angst) bis 10 (stärkste denkbare Angstausprägung) notieren. Halten Sie darüber hinaus auch andere entscheidende Dinge fest, die sich nicht direkt um Ihre Angst drehen, etwa Termine, besondere Gespräche, Lektüren, Stress auf der Arbeit, Streit, aber ebenso besonders entspannende Erlebnisse oder schöne Momente. Das hilft Ihnen dabei, schließlich Muster in Ihrem Angsterleben zu identifizieren. Zusätzlich zu diesen regelmäßigen Beobachtungen sollten Sie auch spontane Beobachtungen niederschreiben, also etwa, wenn Ihnen in der U-Bahn auf einmal ein neues Symptom auffällt oder wenn aus unerklärlichen Gründen die Angst scheinbar aus dem Nichts stark zunimmt, aber auch, wenn Sie beispielsweise etwas lesen, das Sie üblicherweise stark beunruhigen würde, diesmal jedoch kaum Wirkung zeigt.

Schritt 2: Einsicht

Wenn Sie dieses Buch lesen bzw. sich schließlich nun darauf einlassen möchten, Ihrer Krankheitsangst die Stirn zu bieten, dann haben Sie zu einem bestimmten Grad schon die Einsicht erlangt: „Ja, meine Krankheitsängste sind für sich genommen ein Problem und sie stehen in keinem realen Zusammenhang mit tatsächlichen körperlichen Krankheiten." Zumindest dämmert Ihnen vage, dass hier ein Problem bestehen könnte – ansonsten würden Sie sich auf diesen Maßnahmenkoffer gar nicht einlassen. Doch zur wirklich angemessenen Betrachtung Ihrer Beschwerden und Wahrnehmungen sowie grundsätzlich der Themen Krankheit und Gesundheit ist es noch ein gutes Stück Weg. Auf den begeben Sie sich, indem Sie die gezielte und vorsätzliche Abklärung bzw. den Abgleich suchen, mit Ärzten, mit Familienangehörigen, vielleicht auch mit anderen nahestehenden Personen, die Ihre Ängste beobachten. Ganz vorne steht das Arztgespräch. Lassen Sie sich Befunde genau erläutern und folgen Sie den ärztlichen Ausführungen. Bringen Sie Ihre Bedenken vor und akzeptieren Sie, wie Ihr Arzt diese vermutlich widerlegt – und wenn es tatsächliche Befunde gibt, lassen Sie sich alles erklären, bis Sie rein logisch folgen können. Erteilen Sie sich selbst den Befehl, diesen Einschätzungen zu folgen und Glauben zu schenken. Schildern Sie auch Ihre Ängste und bitten Sie offen um ärztliche Einordnung: Vertritt Ihr Arzt die Meinung, dass Sie übertrieben besorgt sind? Hält er weitergehende Befürchtungen Ihrerseits für angemessen oder sieht er sie als ein Zeichen problematischer Beziehung zu Gesundheitsfragen? Führen Sie Gespräche anderer Art mit nahestehenden Personen: Beschreiben Sie beispielsweise, was Sie spüren, wie Sie es interpretieren und welche Ängste sich daraus ergeben und lassen Sie sich von Ihrem Gesprächspartner berichten, wie es ihm an Ihrer Stelle ginge. Wäre er ebenso besorgt? Wie würde er reagieren? Nach wie vielen Tagen mit Symptomen wäre er ängstlich, würde er zum Arzt gehen? Beschreiben Sie die Gedankenketten, die in Ihnen ablaufen, und lassen Sie sich eine ehrliche Einschätzung geben.

Zusammengenommen bewirken all solche Gespräche, dass Sie gezwungen werden, sich mit der Realität „normal" Empfindender auseinanderzusetzen. Das löscht Ihre Angst nicht einfach, doch die Wirklichkeit wird wieder zu einem Bestandteil Ihres Erlebens. Sie gleichen mehr und mehr Ihr Verhalten mit dem normentsprechenden Verhalten ab und dadurch wird die absolute Vormacht Ihrer Wahrnehmung als einziger Realität gebrochen.

Schritt 3: Gedankensteuerung

Sie haben schon erkannt: Die Art und Weise, in der Sie über Gesundheit und Krankheit denken, tut Ihnen nicht gut und ist nicht angemessen. Im nächsten Schritt sollten Sie nun daran arbeiten, Ihr Denken mehr und mehr dieser Erkenntnis anzupassen. Sich selbst die angstmachenden Gedanken zu verbieten, funktioniert nicht, in die andere Richtung klappt es aber schon – das Zauberwort lautet „positive Affirmation", also positive Bestätigung oder Versicherung. Dass das wirkt, ist längst wissenschaftlich bestätigt, und dabei ist es denkbar einfach durchzuführen. Die Ausgangslage ist, dass in Ihnen viele hochgradig schädliche Glaubenssätze und Überzeugungen wirksam sind, die Sie fest daran glauben lassen, auf jeden Fall krank zu sein, irgendetwas Schreckliches in Ihrem Körper lauern zu haben, dass eine schwere Erkrankung hinter der nächsten Ecke auf Sie wartet, dass Gesundheit etwas sehr Fragiles ist, dass Krankheiten wahrscheinlich sind etc. Dem setzen Sie nun positive Affirmationen entgegen, also klar formulierte, knappe, präzise und ausschließlich positive Feststellungen. Dabei sind Sie prinzipiell völlig frei, nur ein paar Grundregeln müssen bei der Formulierung beachtet werden:

- positiv formulieren, also statt „Ich bin nicht krank" sagen Sie: „Ich bin gesund."
- zu Ihnen passend und auf Ihre Situation zutreffend
- keine langen Formulierungen mit Haupt- und Nebensätzen, sondern knappe, prägnante Aussagen
- Aussagen, die Sie auch glauben und die sich authentisch anfühlen; erwiesenermaßen wirken nur solche Affirmationen, die wirklich geglaubt werden, während übertriebene Aussagen keinen Effekt haben

Ein paar Beispiele zur Inspiration:

- Ich bin gesund.
- Mein Körper ist gesund.
- Mein Körper ist stark.
- Ich kann mich auf meinen Körper verlassen.
- Mein Körper weiß, wie er sich schützt.
- Mein Immunsystem ist in Top-Form.
- Ich erhole mich schnell von kleinen Krankheiten.
- Es geht mir jeden Tag ein Stückchen besser.
- Ich habe Vertrauen in meine Gesundheit.
- Ich lasse unnötige Ängste los.
- Ich werde ein langes, gesundes Leben führen.
- Ich selbst kann meine Ängste besiegen.
- Ich vertraue auf mich.

Sie müssen dabei nicht unbedingt nur gesundheitsbezogene Inhalte wählen, sondern können auch Affirmationen formulieren, die mit Zufriedenheit, Entspannung, Dankbarkeit oder anderen wichtigen, positiv besetzten Lebensthemen zu tun haben, etwa „Ich werde geliebt", „Ich führe ein gutes Leben", „Ich bin dankbar für meinen Partner" oder „Ich bin ruhig und ausgeglichen".

Diese Aussagen wiederholen Sie nun immer wieder – etwa morgens vor dem Spiegel, wenn Sie irgendwo sitzen und warten, vor dem Zubettgehen oder einfach immer wieder über den Tag verteilt. Sprechen Sie sie laut, sagen Sie sich Ihre Überzeugungen vor dem Spiegel ins Gesicht, sprechen Sie sie innerlich oder schreiben Sie sie auf – ganz, wie Sie möchten. Sie können eine Zeit lang immer den gleichen Inhalt wählen, Sie können wechseln oder mehrere Affirmationen nutzen, hier sind Sie völlig frei und folgen dem, was sich für Sie echt und hilfreich anfühlt. Wichtig sind Häufigkeit und Regelmäßigkeit, denn nur so klappt das „Umprogrammieren" Ihres Denkens und so werden Sie nach einiger Zeit merken, wie Ihr Empfinden sich langsam Ihren Affirmationen angleicht.

Schritt 4: Stabilisation

Hier geht es schließlich um Ihr langfristiges Wohlbefinden. Denn Sie müssen Ihre Krankheitsängste nicht nur einmal loswerden, sondern mindestens genauso wichtig ist es, ein Alltagsleben aufzubauen, das Sie optimal dabei unterstützt, die gedanklichen Störenfriede auch dauerhaft kleinzuhalten. Schaffen Sie sich feste Routinen, die Sie konsequent beibehalten und die Ihnen Ausgeglichenheit und Balance verschaffen. Dazu bieten sich die Dinge an, die Sie in den Kapiteln zur Selbsthilfe gelesen haben: Yoga, Entspannungstechniken, Meditationen und nicht zuletzt Sport. Legen Sie für sich selbst ein Programm fest, das

- absolut alltagstauglich ist,
- ihren Vorlieben und Talenten entspricht,
- realistisch ist,
- langfristig aufrechterhalten werden kann,
- regelmäßig und häufig genug ist,
- Ihnen keinen zusätzlichen Stress bereitet oder Sie überfordert.

So könnte ein fiktiver Wochenplan aussehen:

- Montag: Gruppenworkout
- Mittwoch: Kundalini-Yoga mit Meditationsinhalten
- Freitag: Joggen
- jeden Abend vor dem Schlafengehen eine kurze Runde autogenes Training

In der Gestaltung sind Sie hier völlig frei, Sie können sich auch entscheiden, ob Sie lieber mehrmals kurze, kleine Entspannungsübungen einlegen möchten oder es bevorzugen, wenige Male große Einheiten wie etwa eine volle Yogastunde abzuhalten. Wichtig ist, dass die Routine zu Ihrem Leben passt, Ihnen grundsätzlich Freude bereitet und nach einiger Zeit wahrnehmbare Veränderungen beschert. Zu Beginn müssen Sie hier vielleicht ein wenig herumexperimentieren, um herauszufinden, was bei Ihnen funktioniert und was Ihnen Spaß macht, auf lange Sicht sollten Sie sich dann wirklich feste Muster etablieren. Denn auf diese Art sorgen die Aktivitäten für Stabilisierung und bilden somit das optimale Fundament, um aktiv an Ihren Ängsten arbeiten zu können.

Mit diesen vier Schlüsselelementen nehmen Sie das Problem Ihrer Krankheitsangst in Angriff und kommen Schritt für Schritt Ihrem Ziel eines angstbefreiten, unbeschwerten Lebens näher. Besonders wichtig: Nicht aufgeben, wenn's nicht sofort klappt, und auch nicht schleifen lassen, wenn Sie in schlechten Phasen mal einen Durchhänger haben. Solche Zeiten sind normal und gehen vorüber – behalten Sie Ihr Ziel vor Augen und schöpfen Sie Kraft aus schönen Momenten, lieben Menschen, tollen Erlebnissen und jeder weiteren Minute, die Sie ganz aus eigener Kraft ohne Angst verbringen können.

Nur Mut ...

Die Lektüre eines solchen Buches kann ermüden – genau wie ständige Angst auch. Sie haben sich Ihren Krankheitsängsten jetzt von allen möglichen Seiten angenähert und hinter jeden Winkel geblickt, jeden Aspekt durchleuchtet. Dabei kam Ihnen sicherlich vieles fürchterlich bekannt vor, anderes war vielleicht auch überraschend und hat Sie möglicherweise auf ganz neue Gedanken gebracht. Als Nahestehender haben Sie vermutlich einen so tiefen Einblick wie nie zuvor in die Realität erhalten, mit der Ihr Partner, Freund oder Bekannter leben muss. Es ist zu hoffen, dass Sie nun ein noch besseres Verständnis für den Betroffenen haben, und sicherlich wünschen Sie sich vor allem eines: helfen können.

Ob Betroffener oder Angehöriger, wichtig ist am Ende vor allem eines: Sich zu informieren, ist ein optimaler Anfang, doch vor allem gilt es, die Sache dann wirklich und wahrhaftig in Angriff zu nehmen. Gehen Sie den ersten Schritt, holen Sie sich Rat und Hilfe und machen Sie sich damit selbst das wertvollste und größte Geschenk. Überwinden Sie Ihre Scheu, fühlen Sie sich nicht schlecht, warten Sie nicht weiter hilflos auf bessere Zeiten, sondern nehmen Sie Ihr Leben in die Hand. Hypochondrie ist heilbar, sie ist sehr gut behandelbar, es gibt unzählig viele Menschen, denen es ganz ähnlich geht, und es gibt mindestens genauso viele, denen mit der richtigen Unterstützung der Weg in ein freies, leichtes und frohes Leben bereits gelungen ist – also fassen Sie sich ein Herz und reihen Sie sich in diese Gruppe ein. Es gibt ein Leben jenseits der Angst und genau eine Person hält den Schlüssel dazu in der Hand: Das sind Sie selbst.

Auf diesem Weg: Alles Gute!

Quellenverzeichnis

• Ahlers, M. (2020): Hypochondrie, die Angst vor Krankheiten: Wie Sie die Krankheitsangst endlich verstehen und sich Schritt für Schritt davon lösen. Books on Demand.

• Barsky, A. J. / Klerman, G. L. (1983): Overview: Hypochondriasis, bodily complaints and somatic styles. The American Journal of psychiatry.

• Bleichhardt, G. / Martin, A. (2016): Krankheitsängste erkennen und bewältigen. Ein Ratgeber für Betroffene und Angehörige. Hogrefe Verlag GmbH & Company KG.

• Fuchs, J. (2020): Todesangst? – Na und? Tipps zum Gedanken los werden. Von einem Hypo geschrieben. Epubli.

• Naish, J. (2005): Hypochondrie kann tödlich sein. Handbuch für eingebildete Kranke. Rowohlt-Taschenbuch-Verlag.

• Rief, W. / Martin, A. / Klaiberg, A. (2009): Hypochondrische Störungen. Aus: Lehrbuch der Verhaltenstherapie. Springer Verlag. Berlin und Heidelberg.

• Schneide, L. (2021). Hypochondrie stoppen. Hypochonder. Die Angst vor der Krankheit verstehen und sich davon befreien. Expertengruppe Verlag.

• Witthöff, M. / Hiller, W. (2010): Die Aktualität von Hypochondrie – Eine Übersicht. Zeitschrift für Psychosomatische Medizin und Psychotherapie.